全国から患者が集まる病院の めまい・ふらつきの治し方

横浜市立みなと赤十字病院
めまい・平衡神経科部長
新井基洋

毎日が発見

はじめに

クスリで治らない手強いめまいは訓練で治す！

横浜市立みなと赤十字病院　めまい・平衡神経科部長
新井基洋

皆さん、こんにちは。めまい専門医、新井基洋です。

早速ですが、皆さんはめまいを経験されたことがありますか？

世界がグルグル回る、頭がクラクラ、体がフワフワ揺れる。なかでも激しいめまいに襲われたら、安静にしているほかありません。

私もめまい経験者ですから、そのつらさはよ～くわかります。でも、ずっと寝ていたのでは、めまいは治りませんよ！　もちろん、クスリでの治療は必要ですが、薬物治療では十分な効果が得られない方も多いのです。そんな方に実践してもらいたい治療法があります。

当院は、２０１６年にめまい・平衡神経科という「めまい専門の科」を立ち上げ、全国からいらっしゃる、めまい患者さんの治療をすすめています。そこで行っているのが、私が考案しためまい改善訓練（平衡《へいこう》訓練）です。本書は、これまで累計25万人のめまい患者さんが実践し、つらい症状を克服してきた訓練（体操）を紹介するもので、めまいを改善するための一冊です。

クラクラするのに体操なんて意外ですよね！　これから詳しくお話ししていきますので、本書をめまい克服バイブルとして、ぜひご活用ください。

全国から患者が集まる耳鼻科医の

めまい・ふらつきの治し方

目次

CONTENTS

part 1

めまい改善訓練ってどんなもの？

part 2

自分で治す！
めまい・ふらつき改善訓練

めまい・ふらつき改善訓練　実践編

座って訓練

立って訓練

寝て訓練

BPPV改善訓練　特別レッスン

part 3

めまい疾患 ストレスとの関わり

イントロダクション

街中を歩いていて突然クラッとしたり
名前を呼ばれてふり返ったときにクラクラしたり
階段を下りるときにフラ〜ッとしたり……
日常生活の中で、そんな
〝クラッ〟や**〝フラ〜〟**の
経験はありませんか？

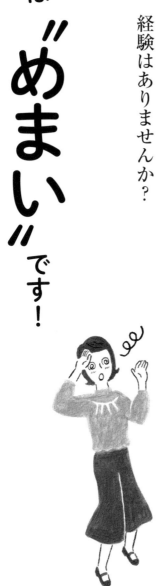

それは〝めまい〟です！

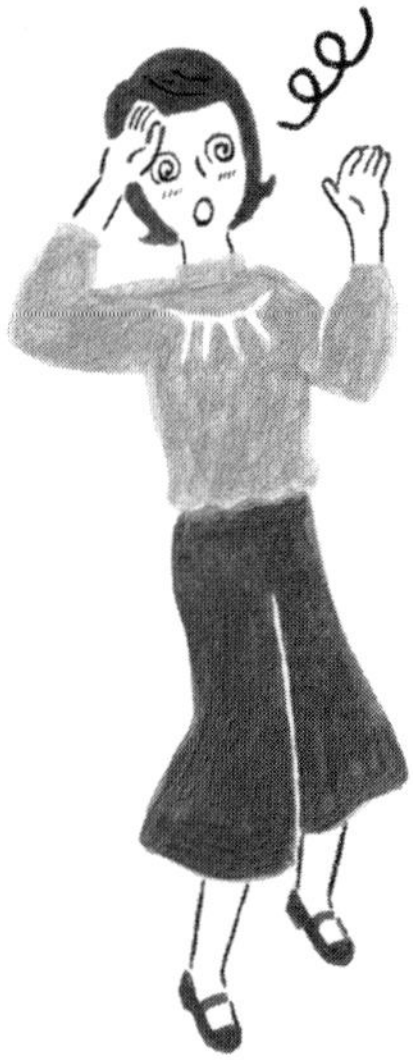

でも、めまいに悩んでいるのは、

あなただけではありません！

日本全国には、めまいやふらつきで
つらい思いをしている人が、**約300万人**もいます。
そのうち女性は男性の**2.5倍！**

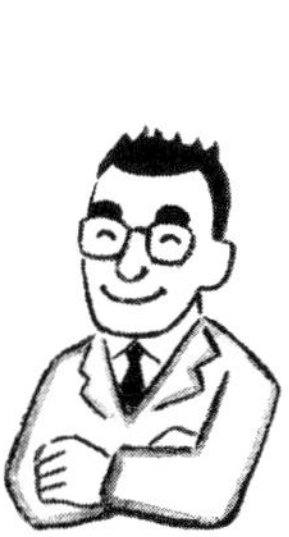

女性は男性より心が豊かですが、
そのぶん不安やうつに陥りやすいというデータがあり、
めまいを起こしやすいと言えるのです。

めまい・ふらつきには、

左の3つのタイプがあります。

それぞれ、揺れ方に違いがあるので観察してみましょう。
自分に当てはまる症状がわかると、病院で説明しやすくなります。

ふらつきはめまいの親戚ですが、
めまいのように自分や周りが動いている感覚はありません。

立ちくらみは、原因が若い人は低血圧、高齢者は脳の可能性もあり、めまいと異なるため本書の訓練では改善しません。

あなたのタイプはどれ？

1 グルグル＝回転性めまい

自分自身や周囲が回っている

代表疾患：前庭神経炎(P98)、
良性発作性頭位めまい症〈BPPV〉(P107)、
ラムゼイ・ハント症候群(P100)、
めまいを伴う突発性難聴(P101)、
メニエール病(P110)、片頭痛性めまい(P113)　ほか

2 フワフワ・フラフラ＝浮動性めまい

フワフワと雲の上を歩いているような感覚
自分自身が揺らぐ、揺れ動く

代表疾患：持続性知覚性姿勢誘発めまい〈PPPD〉(P114)、
加齢性めまい(P102)、高齢者の平衡障害(P103)、
心因性めまい・めまいに伴ううつ状態(P116)　ほか

3 ユラユラ＝動揺性めまい・不安定めまい

体が前後左右に揺れ、まっすぐ歩けない

代表疾患：ラムゼイ・ハント症候群(P100)、
持続性知覚性姿勢誘発めまい〈PPPD〉(P114)、
加齢性めまい(P102)、高齢者の平衡障害(P103)　ほか

補足　フワ～＝立ちくらみ、起立性調節障害（若年層に多い）
立ち上がるときに血の気が引く、気が遠のくなどは年齢に関係なく血圧や血管を調べる専門科で受診を。

めまい・ふらつきの**原因の9割は内耳《ないじ》の不調**にあります。

耳の構造は、左のように3つに分けられます。

内耳の中には、**平衡《へいこう》機能をつかさどる前庭器《ぜんていき》**

（三半規管《さんはんきかん》と耳石器《じせきき》）があり、

左右どちらかに不具合が起きると平衡機能に

左右差が生じて

体のバランスが悪くなります。

こうして、めまい・ふらつきが起こるのです。

耳の構造

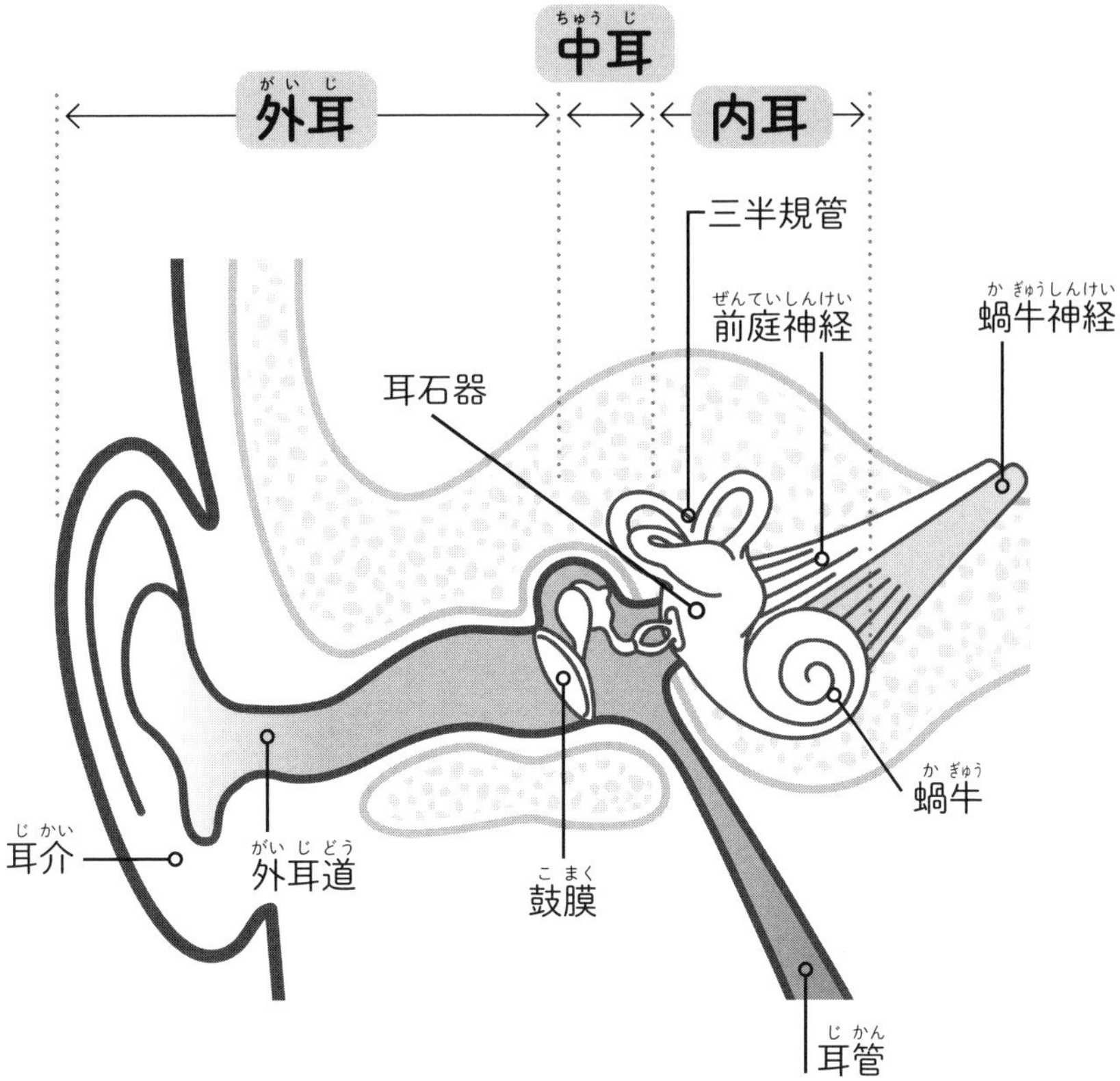
中耳《ちゅうじ》
外耳《がいじ》
内耳
三半規管
前庭神経《ぜんていしんけい》
蝸牛神経《かぎゅうしんけい》
耳石器
蝸牛《かぎゅう》
耳介《じかい》
外耳道《がいじどう》
鼓膜《こまく》
耳管《じかん》

耳の内部は、外耳、中耳、内耳の３つに分かれています。左右の内耳にある「耳石器」と「三半規管」 が正常に機能することによって、バランスよく立ったり歩いたりすることができます。平衡機能をつかさどる内耳の不調が、めまい・ふらつきの原因となります。

激しいめまいに襲われるとつらくなり、
ベッドで安静にする方、多いですね。
でも、**寝ているだけではめまいは治りません！**

私たちがまっすぐ立っていられるのは
目、耳、足の裏からの情報を小脳に集めて
左右のバランスを取っているから。
なかでも**重要な役割を担うのが内耳**です。
内耳に不具合が起こると体のバランスが崩れて、
めまいやふらつきとして感じるのです。

人の体をプロペラ機にたとえると、
体が機体、内耳がプロペラ、小脳がパイロットです。
内耳に不具合が生じた状態は
**片側のプロペラが
壊れた機体と同じ**ですから、
ベッドに緊急着陸するしかありません。
しかし本来プロペラ機は、
訓練を受けたパイロットにより、
一基のプロペラでも飛び続けることができます。

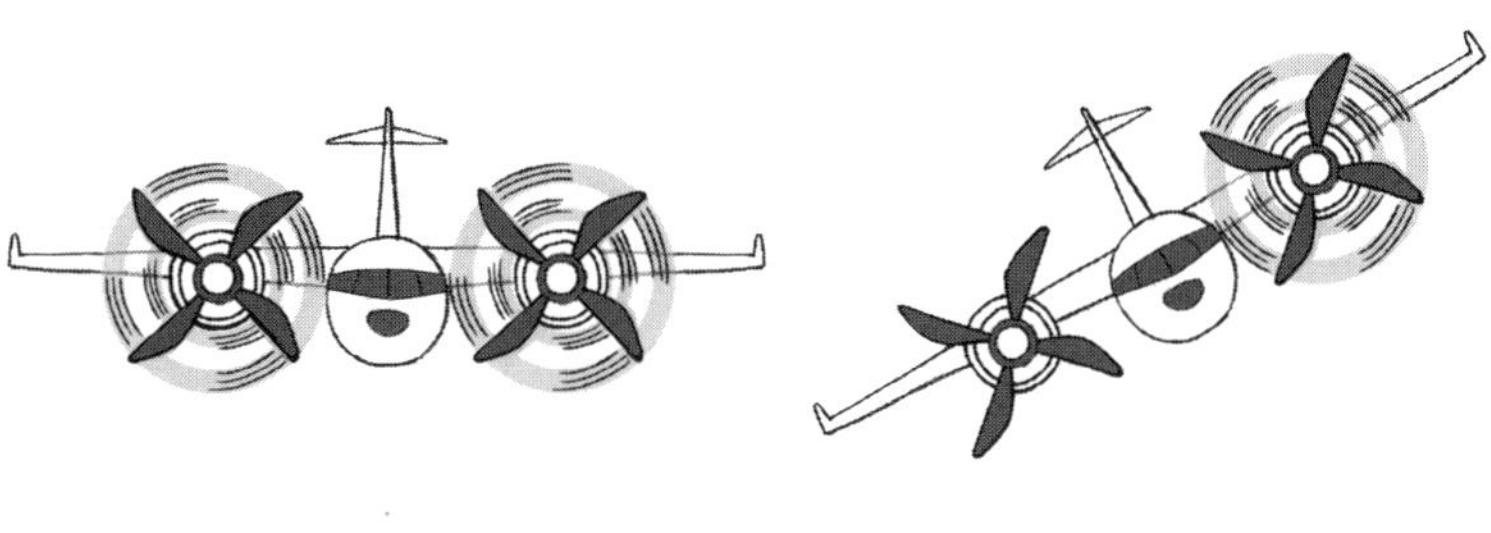

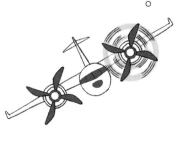

そして、人間にも平衡を保つパイロットが
ちゃんと備わっています。
それがバランスの親分「小脳」です。
点滴でもクスリでも、
このバランスの左右差を
改善することはできません。
でも、小脳にはバランスの左右差を
改善する力があります。

そう、**小脳がめまい改善の鍵**を握っています！

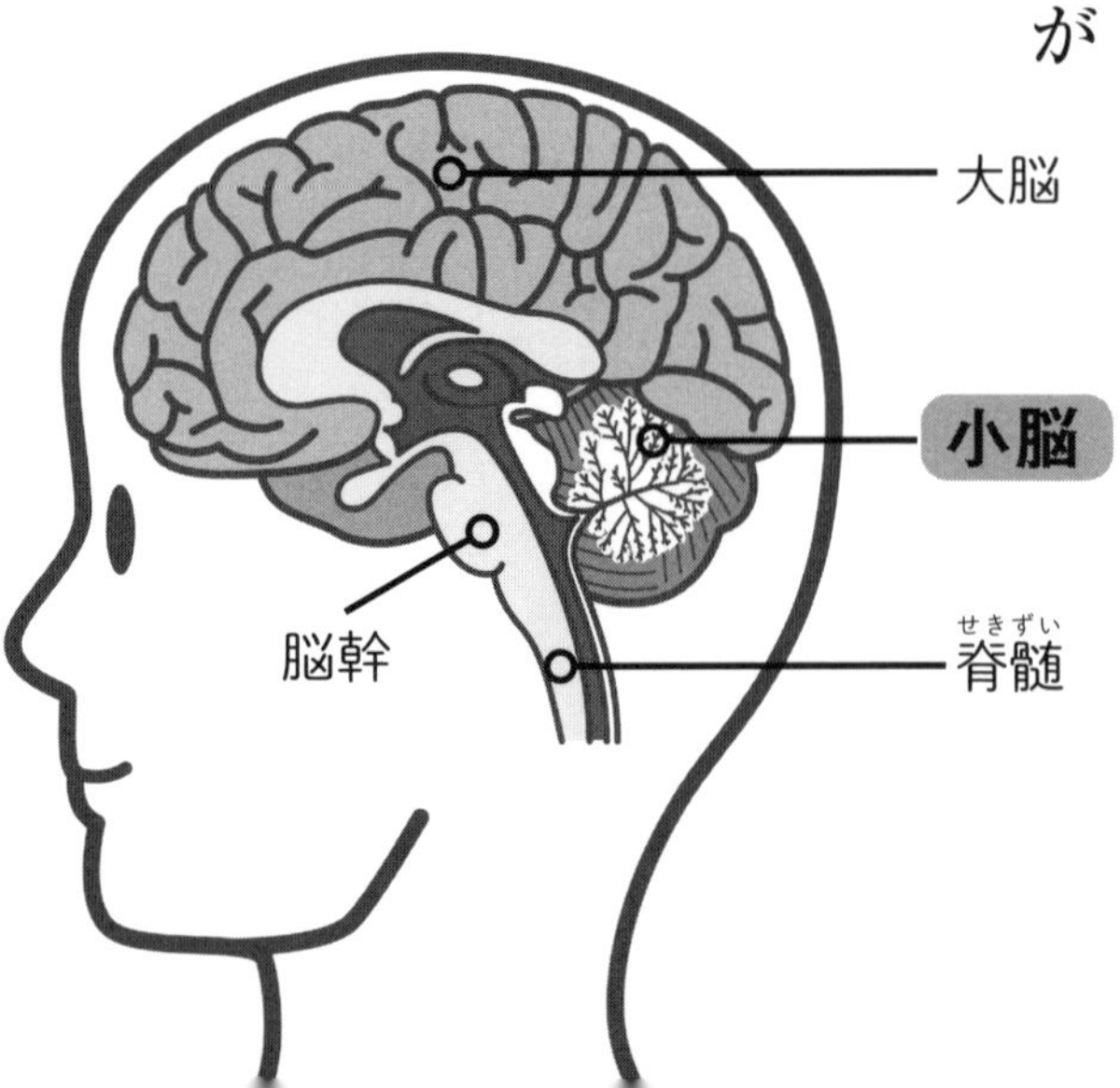

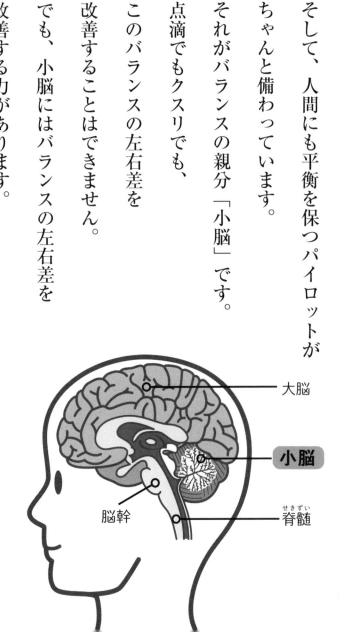

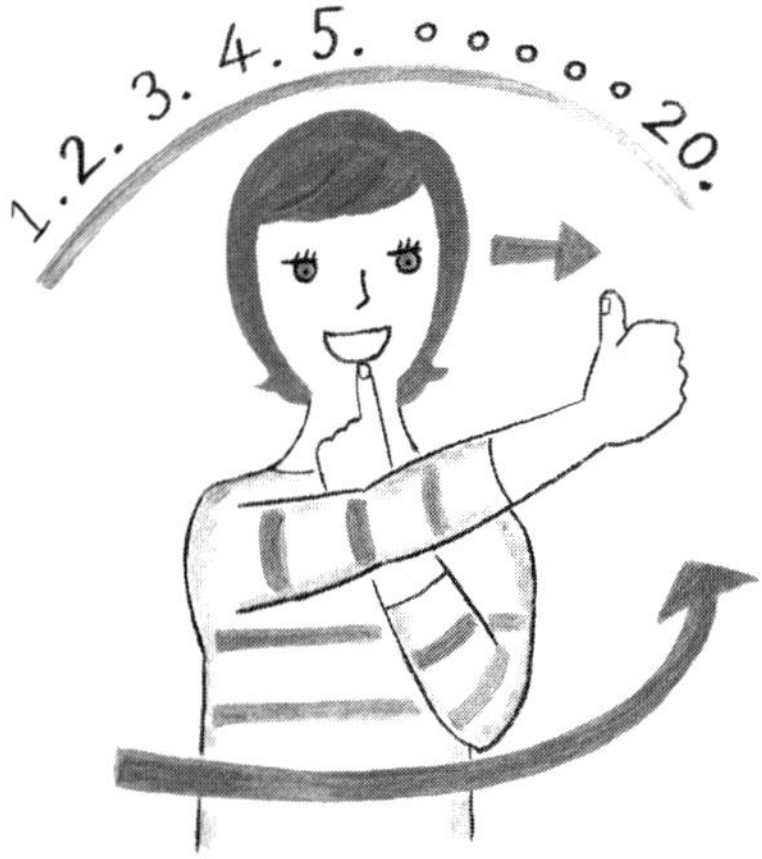

小脳は大脳の下に位置する小さな脳で、
平衡機能をつかさどる中枢です。

めまいが生じて時間が経って落ち着くのは、
小脳が体の左右平衡を是正するシステム
「前庭代償《ぜんていだいしょう》」を発動しているから。

しかし、小脳も訓練しなければ名パイロットには育ちません。
つまり、ベッドで寝ているだけでは前庭代償は発動しないので、
バランスの親分である小脳を鍛えるのです。

それが**めまい改善訓練**です！

●フィギュアスケートの選手が回転しながら演技を続けられるのも〝訓練〟のおかげです！

フィギュアスケートの回転は、左回転が多いことをご存じですか？

人は左に回ると、左右の目には必ず左向きに眼振《がんしん》といううめまいに近いことが生じます。これはスケート選手も同様で、実は目が回っているのです。

ですが訓練により、回転後には左回転を打ち消すための右回りの急ブレーキ（後眼振）が利くようになります。

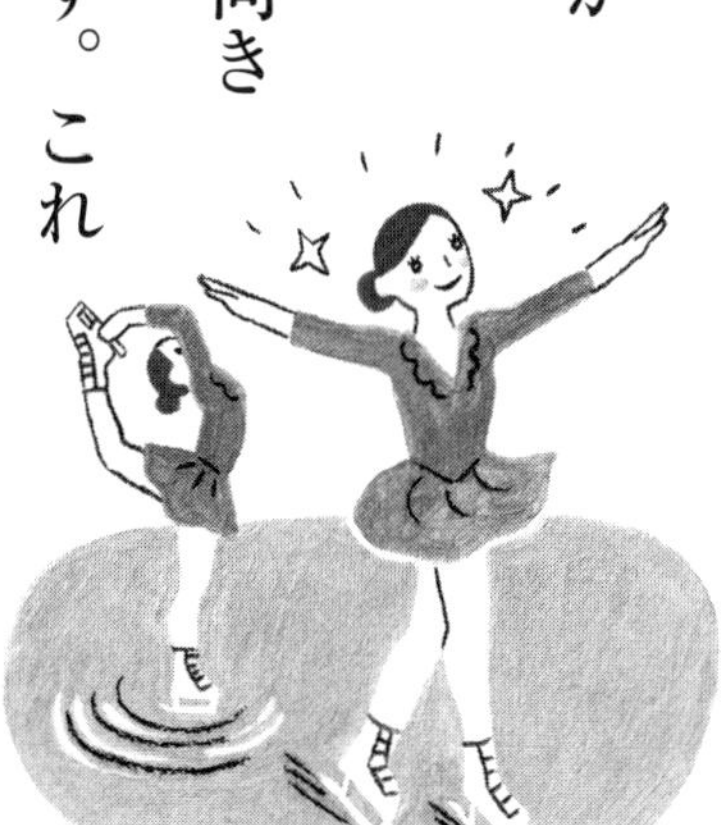

つまり、回転練習を続けることで、回転というめまいを打ち消す能力を身につけているんですね。私たちもコーヒーカップに乗り続ければ、小脳が学習して回転後のめまいを克服できるようになるんですよ。とってもキツイけれど……。この事実と、めまい改善訓練でめまいがよくなるのは相通じる仕組みです。つまり、平衡機能の左右差によるめまいは訓練で治せます！

めまいはつらいし怖い……。

でも、訓練を重ねれば
必ず克服できます!!

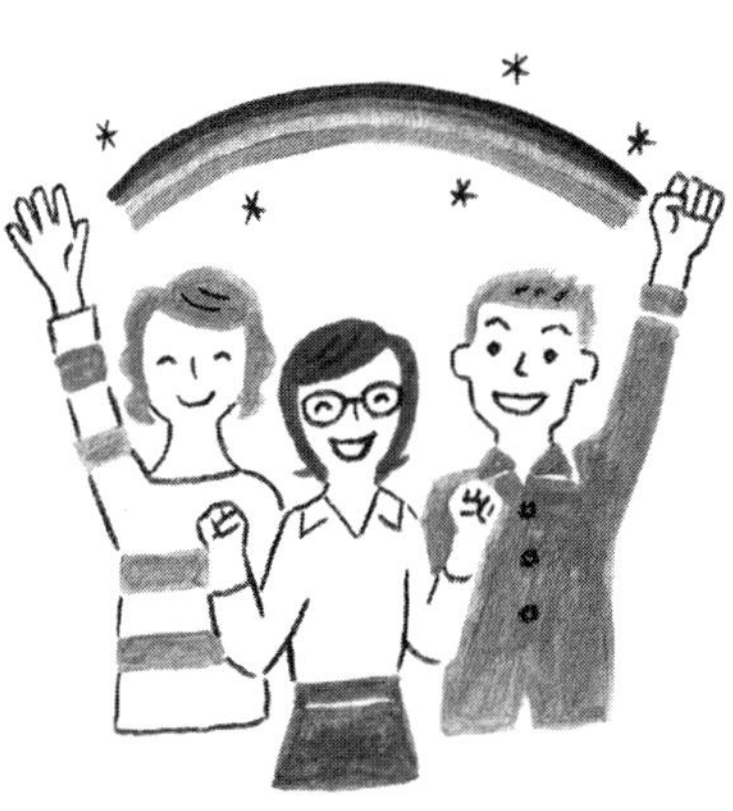

●めまいの症状にはいろいろあります

目と耳は脳を介して神経でつながっています。ここで言う耳とは、「聞こえるかどうか」ではなく、「バランス（前庭）」のこと。目がグルグル回っているときも、目が悪いのではなく、耳（前庭）に問題があるのです。耳の不調は、Ⓐ目、Ⓑ自律神経、Ⓒ脊髄の反射経路に影響を与え、さまざまなめまいの症状となってあらわれます。

ほとんどのめまいは時間が経てば治まります。ただし、舌がもつれて話しにくい、視界が暗くなるなどの症状がある場合は、医療機関で検査をしてください。脳疾患の可能性があるかもしれません。

めまいの主な症状

A 目に症状が出る（前庭眼反射）

- □ グルグルと天井が回る、流れて見える
- □ 物がブレて見える、波打って見える

B 自律神経に症状が出る（前庭自律反射）

- □ 吐き気がある、嘔吐する
- □ 血圧が上がる
- □ 寒気、悪寒がある
- □ あぶら汗、冷や汗が出る

C 特に耳周りの筋肉に症状が出る
（前庭脊髄反射）

- □ 肩こりがある
- □ 後頭部に頭痛がある
- □ ふらついてまっすぐ歩けない
- □ 体が横に引っ張られる

※ B・C は前兆の場合もある。

●頭痛・肩こり・吐き気はめまいの三兄弟

めまいと肩こりは切っても切れない関係です。めまいが起きると、前庭脊髄反射の関係で、肩こりと後頭部頭痛が必ず出てきます。

そして、内耳の前庭（バランス）の左右差を治さないと、めまいに伴う肩こりは改善しません。この肩こりと同じ結果が、歩くと左右どちらかに体が引っ張られる＝傾くことです。これらは前庭が異常で、前庭脊髄反射が病的な情報を骨格筋に伝え、全身の骨格筋の左右差を生じているせいで起こります。

吐き気も、同じく、めまいによる前庭自律反射の影響です。

めまいを繰り返すと前兆がわかるようになります

めまいに悩む患者さんの多くが、何かしらの前兆を体験していま す。23ページのⒷ・Ⓒにあるようなめまいの症状を感じたら、無理をして外出はしないこと。めまいの症状が人それぞれなように、それが前兆の人もいます。

外出先でめまいの症状が出た場合は、周囲の人に声をかけて横になれる場所に連れて行ってもらいましょう。自宅でめまいになったときは、暗い場所で安静にしてください。衣服をゆるめ、楽だと感じる側で横向きに。上向きだと嘔吐したときに吐いたものが喉につまる恐れがあります。少し落ち着いた時点で、処方薬や酔い止めの薬を飲んで様子をみてください。

また、めまいの起きた日付を記録しておくのもおすすめです。記録を見返すと、どんなときにめまいが起こるのか時期もわかり、めまいの悪化を回避することができます。

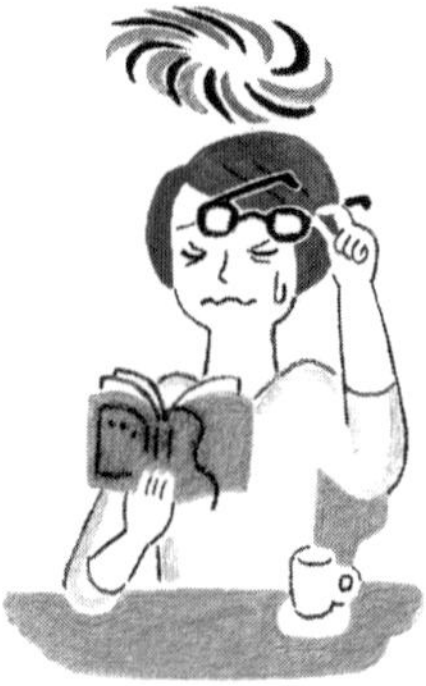

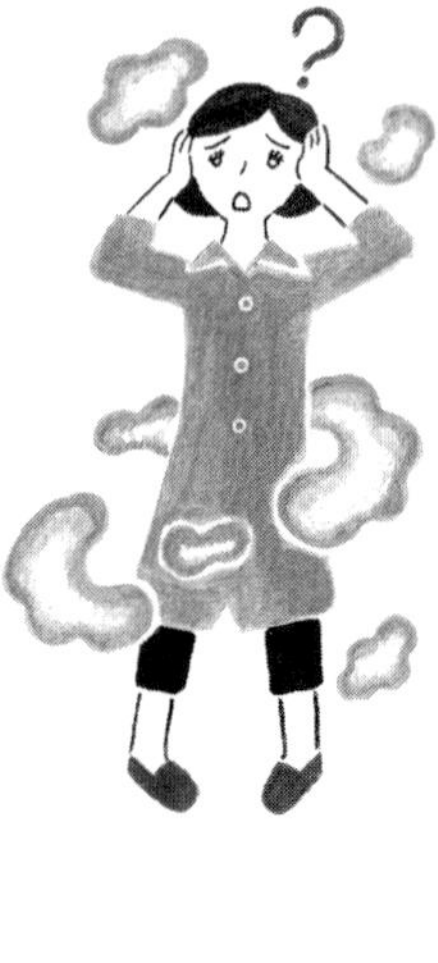

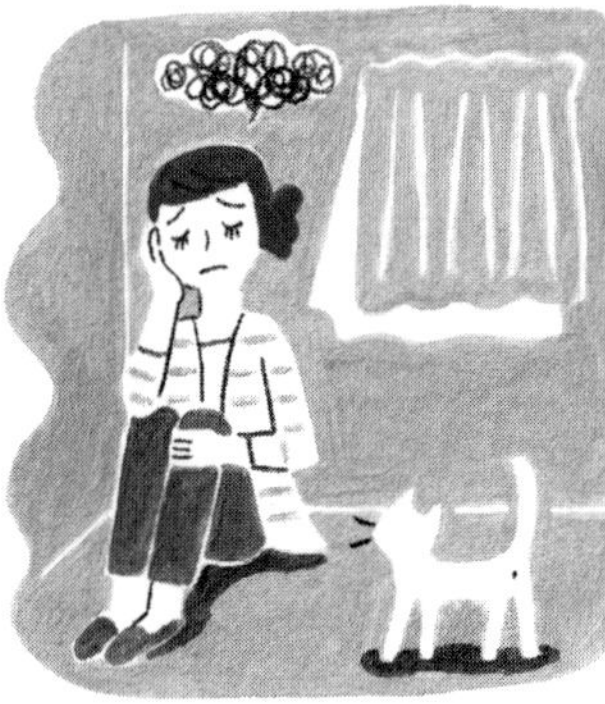

part
1

めまい改善訓練ってどんなもの？

ここからは、めまい改善訓練について
具体的に解説します。なぜ効くのか理由が
わかると積極的に取り組めますよ。

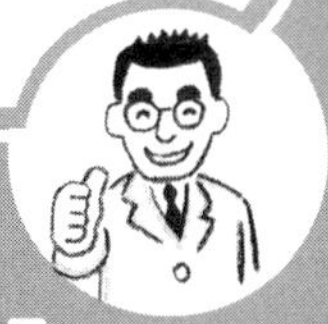

【めまいが軽減する仕組み】

小脳を鍛える

↓

バランスの左右差が回復する

↓

めまい・ふらつきが軽減する

●小脳は、目、耳、足の裏で鍛えます！

それではどうやって小脳を鍛えるのか。

人間は、目（視覚）、耳（前庭覚）、足の裏（深部感覚）から、平衡に関する情報を受け取っています。小脳はこれらの情報をまとめ、体の各機能を動かして平衡を保っているので、めまい改善訓練（平衡訓練）では前述の３つの場所を刺激して行います。これを反復することで、めまいに負けない体になるのです。

年齢は関係なし。いくつであっても小脳を鍛えて平衡機能を高めることで、めまいは改善します。

目、耳、足の裏を刺激して めまいを予防！

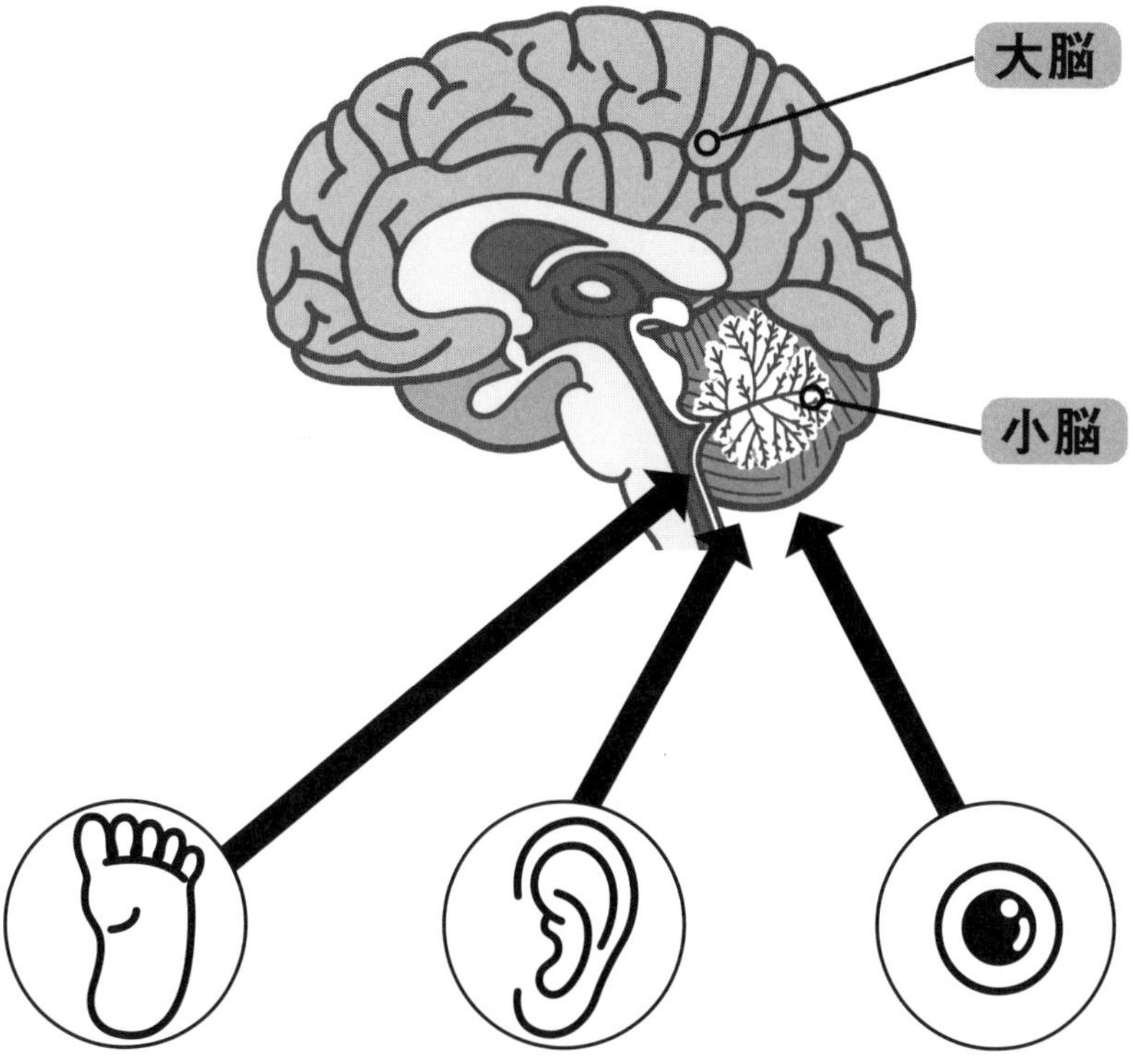

足の裏 深部感覚刺激

つま先や片足で立ったり歩いたり、重心の変化などで刺激を与えます。

耳 前庭刺激

頭部を動かして内耳にある耳石器と三半規管を刺激し、内耳の不具合を治します。

目 視刺激

対象物を目だけで追ったり、視点を動かしたりして刺激を与えます。

めまい改善訓練の効果には証拠（エビデンス）があります！

「フラフラするのに動いていいの？」。めまい経験者なら、そう思うことでしょう。ですがご安心ください。

慢性めまいには、めまい改善訓練による治療は不可欠で、※２０２１年度の慢性期の前庭神経炎の治療法として、エビデンスレベルⅠ、推奨度Aとして認められ、平衡障害改善の効果が証明されています。私自身、めまいを発症した際に、当院の患者さんとともに訓練を実践し、つらいめまいを克服しました！

※慢性期前庭神経炎ガイドライン 2021　平衡訓練：レベルⅠ　推奨度Ａ　/ 患者　個人に合った平衡訓練を医師が指導した上で自宅で１日３回、合計 20 分以上　出典：武田憲昭「前庭代償と平衡訓練　慢性期のめまいに対する平衡訓練」

平衡訓練先進国アメリカの標準的な治療法です

私が考案するめまい改善訓練は、めまいの平衡訓練先進国であるアメリカの、平衡訓練の４つの基本的考えに基づいています。

A　症状を起こしやすい動作を繰り返す「**馴《じゅん》化《か》訓練**」

B　目と耳の反射を鍛える「**適応訓練**」

C　内耳の代わりに目と足の裏からの神経で補う「**代用訓練**」

D　耳石を元に戻す「**耳《じ》石《せき》置《ち》換《かん》法《ほう》**」

なんと、「症状を起こしやすい動作を繰り返す」なんて信じられませんよね！　でも、アメリカでは標準的治療法なんですよ！

めまい改善訓練の４つの分類

A　馴化訓練《じゅんかくんれん》

症状を起こしやすい動作を繰り返すことにより
症状を軽減する訓練

主な訓練
- 座位及び立位ジャンプヘッドチルトホッピング（P56/P80）
- 寝返り（P84）

B　適応訓練《てきおうくんれん》

目（視覚）と耳（前庭覚）の反射刺激を加え、適応をはかる訓練

主な訓練
- ふり返る（P50）・上下（P52）・はてな（P54）

C　代用訓練《だいようくんれん》

耳の代わりに目（視覚）と足の裏（深部感覚）を活用する訓練

主な訓練
- 速い横（P46）・ゆっくり横（P48）・速い縦（P58）
- ゆっくり縦（P60）・開眼・閉眼50歩足踏み（P68/P70）
- つま先立ち（P72）・片足立ち（P74）・つぎ足歩行（P76）
- ハーフターン（P78）

D　耳石置換法《じせきちかんほう》

良性発症性頭位めまい症〈BPPV〉（P107）に対する、
耳石を元に戻す訓練

主な訓練
- エプレ法（P88/P90）・グフォーニ法（P92）
- 逆グフォーニ法（P94）

当院ではA～Dのたくさんある訓練から、患者さんに最適なものを選択して治療しています。本書でも自分の症状から選べる項（36ページ～）を設けていますので、自宅ですぐに実践できます。

もちろん、高齢のめまい患者さんには、加齢で生じた全身の問題点を明確化し、年齢で落ちた平衡機能をも考えあわせて訓練を選択していますからご安心ください。

それでは次の章で、具体的なめまい改善訓練をご紹介します！

part
2

自分で治す！めまい・ふらつき改善訓練

それでは、実際にやってみましょう！
座って、立って、寝ての３パートに分けて
紹介していますが、どれも動作は簡単です。

１カ月で
７割以上の
症状が
改善する
めまい訓練の
最新版！

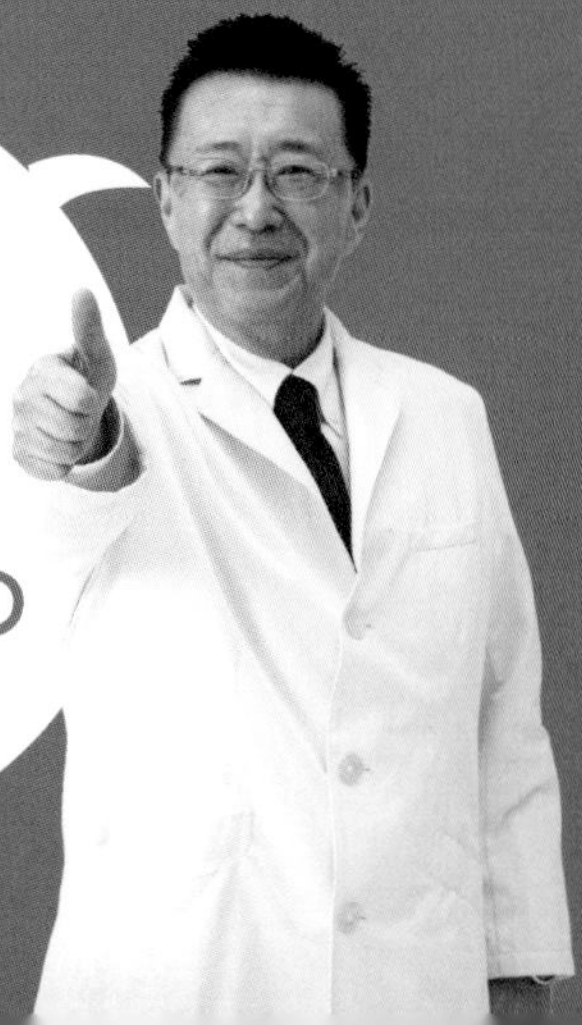

訓練のルール

毎日続けること！

体調が悪いときなどは回数を減らしても構いませんが、毎日続けてください。症状が改善しても、そこでやめると再発する可能性があります。

１日１回から始め１日３回を目指す！

訓練の回数を最初は１日１回からスタートし、慣れてきたら回数を増やしていきましょう。最終的には１日３回を目指します。

元気よく声を出す！

回数などを声に出すことで、やる気スイッチが入ります。また動きも覚えやすくなるので、恥ずかしがらず、大きな声でスタート！

苦手な訓練こそ繰り返し行う！

「左に頭をふるとクラッとする」など、苦手な動きを繰り返し行うことで、症状が少しずつ改善します。つらくてもやめないで！

不安なときは医師に相談

症状が重い場合や原因がわからないとき、首や腰などに痛みがある場合など、体調に不安があるときは必ず医師に相談してください。

前向きな気持ちで！

「めまいに負けない！」「めまいを治す！」と、前向きな言葉を大きな声で繰り返し唱えて、訓練のつらさを吹き飛ばしましょう！　とにかく元気にいきますよ！

あなたの症状に合う訓練タイプをチェック！

めまいのタイプはどれですか？

1～3からめまいのタイプを選び、あてはまる症状をチェック。訓練タイプの該当番号にチェックが入ったところがあなたのタイプ。赤の番号は必須、黒の番号は1つ以上のチェックが必要です。

1

グルグル

□自分自身や周囲が回っている

↓

あてはまる症状をチェック！

- □ 1 目薬をさしたり、うがいをするときにクラッ
- □ 2 掃除をするときに下を向くとクラッ
- □ 3 寝返りをするとグルグル
- □ 4 朝起き上がるとクラッ
- □ 5 ゆっくりしか寝転べない
- □ 6 名前を呼ばれてふり向くとクラッ
- □ 7 電車の進行方向と逆向きに座ると気分が悪くなる
- □ 8 耳がつまる。耳鳴りがする
- □ 9 人混みを歩くとクラクラ
- □ 10 気分が悪くなりやすい
- □ 11 ストレスがあり、頭から離れない。眠りが浅く、よく眠れない
- □ 12 座っている、寝ているとふらつきはないが、立っているとふらつく
- □ 13 頭痛がひどく、吐くこともある

↓

訓練タイプはこちら

13＋8・10をチェック	a タイプ（P39へ）
9・12＋6・7・10をチェック	b タイプ（P40へ）
1～5のうち2つ以上チェック	c タイプ（P41へ）
8・11＋10・13をチェック	e タイプ（P43へ）

2

フワフワ フラフラ

□フワフワと雲の上を歩いているような感覚

□自分自身が揺らぐ、揺れ動く

↓

あてはまる症状をチェック!

- □ **1** 名前を呼ばれてふり向くとクラッ
- □ **2** 電車の進行方向と逆向きに座ると気分が悪くなる
- □ **3** 人混みを歩くとクラクラ
- □ **4** 気分が悪くなりやすい
- □ **5** ストレスがあり、頭から離れない。眠りが浅く、よく眠れない
- □ **6** 座っている、寝ているとふらつきはないが、立っているとふらつく

↓

訓練タイプはこちら

3・6＋1・2・4をチェック
b タイプ （P40へ）

5・6＋3・4をチェック
d タイプ （P42へ）

3

ユラユラ

□体が前後左右に揺れ、まっすぐ歩けない

↓

あてはまる症状をチェック!

- □ **1** 名前を呼ばれてふり向くとクラッ
- □ **2** 電車の進行方向と逆向きに座ると気分が悪くなる
- □ **3** 人混みを歩くとクラクラ
- □ **4** 気分が悪くなりやすい
- □ **5** ストレスがあり、頭から離れない。眠りが浅く、よく眠れない
- □ **6** 座っている、寝ているとふらつきはないが、立っているとふらつく
- □ **7** 60歳未満である
- □ **8** 60歳以上である

↓

訓練タイプはこちら

1・3・6＋4・8をチェック
b タイプ （P40へ）

3・5・6＋4・7をチェック
d タイプ （P42へ）

今すぐ始めよう！
めまい・ふらつき改善訓練
実践編

それでは、
前ページの
チェックに該当した
a〜eのタイプ別
おすすめ訓練を紹介します

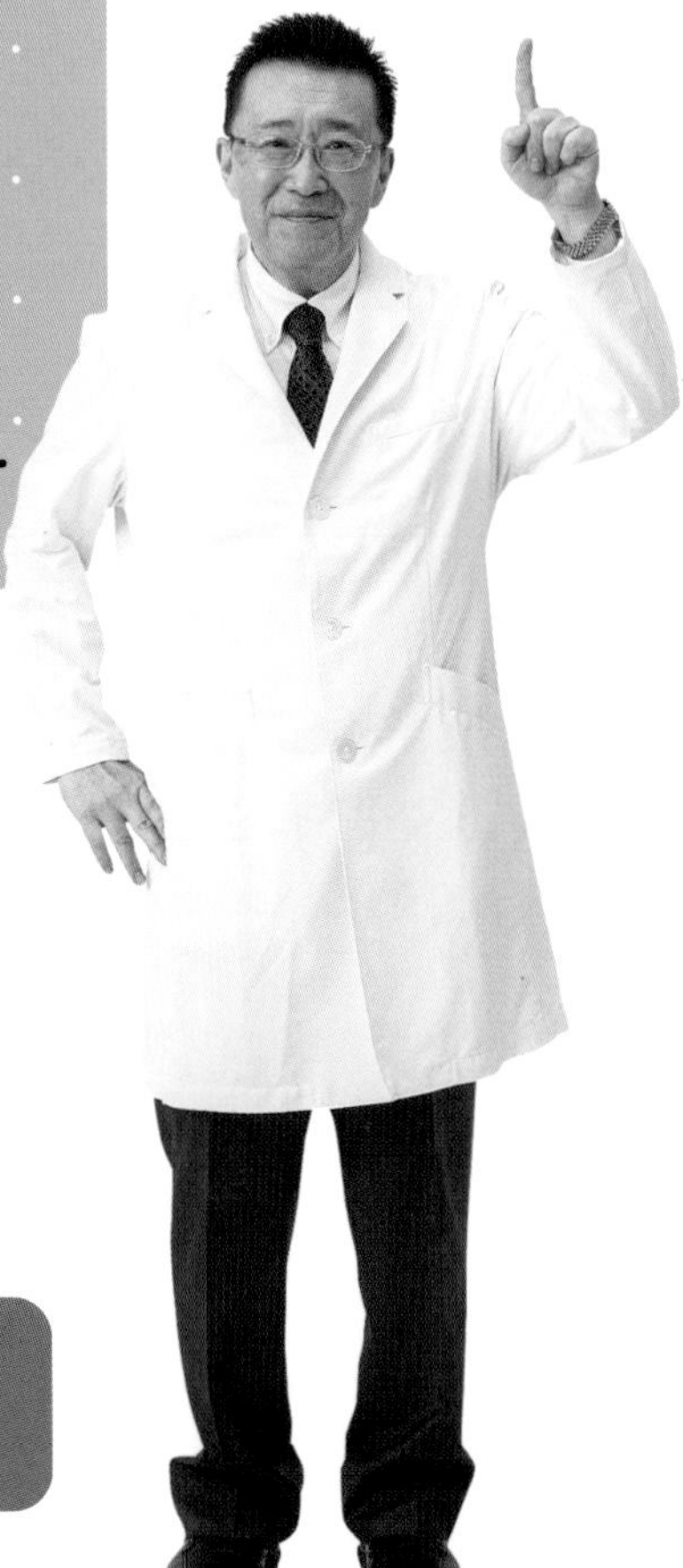

訓練数が多いタイプ、
また数をたくさんこなせないときは、
◎○△の重要度の高いものを
優先的に行ってください。
余裕がある人は、
応用編に挑戦しましょう。

重要度
◎＝最重要　○＝重要　△＝余裕がある方

a

タイプ

めまいを定期的に繰り返す。25 ～ 55 歳の女性に多い。
片頭痛を併発する人も含まれる。

該当疾患

●片頭痛性めまい (P113)

おすすめの訓練

立って訓練

1 目を開けて 50歩足踏み ◎ P68

6 ハーフターン ○ P78

座って訓練

1 速い横 ◎ P46

2 ゆっくり横 ◎ P48

3 ふり返る ◎ P50

4 上下 ◎ P52

b

タイプ

かなり激しいめまいの発作が1回だけ起きた。
その後、ふらつきが残り、地に足がついていない
感じがする人もいる。

該当疾患

●前庭神経炎（P98）、●ラムゼイ・ハント症候群（P100）、
●めまいを伴う突発性難聴（P101）、
●加齢性めまい（P102）、●高齢者の平衡障害（P103）

※60歳以上の高齢者の平衡障害の方は、高齢者マークの訓練を行ってください。

おすすめの訓練

立って訓練

❶ 目を開けて 50歩足踏み	◎	P68
❷ 目を閉じて 50歩足踏み	◎	P70
❸ つま先立ち	◎	P72
❹ 片足立ち	◎	P74

応用編

❺ つぎ足歩行	△	P76
❻ ハーフターン	○	P78

座って訓練

❶ 速い横	◎	P46
❷ ゆっくり横	◎	P48
❸ ふり返る	◎	P50
❹ 上下	◎	P52

応用編

❺ はてな	○	P54
❼ 速い縦	△	P58
❽ ゆっくり縦	△	P60

C

タイプ

夜、頭を枕につけたとき、
朝起きたときなどに、めまいが起こる。

該当疾患

●良性発作性頭位めまい症〈BPPV〉（P107）

おすすめの訓練

立って訓練

1. 目を開けて 50歩足踏み ◎ P68
6. ハーフターン ○ P78
7. 立位ジャンプ ヘッドチルト ホッピング ○ P80

寝て訓練

1. 寝返り ◎ P84
2. エプレ法 ○ P88・P90

応用編

3. グフォーニ法 △ P92
4. 逆グフォーニ法 △ P94

座って訓練

3. ふり返る ◎ P50
4. 上下 ◎ P52
5. はてな ○ P54
6. 座位 ヘッドチルト ホッピング △ P56

d

タイプ

ふらつきが毎日続き、立ち上がると症状が悪化する。
目を動かしても悪化する。
不安感が強く、体を動かすことを避ける。

該当疾患

●持続性知覚性姿勢誘発めまい〈PPPD〉(P114)、
●心因性めまい・めまいに伴ううつ状態(P116)

おすすめの訓練

立って訓練

1	目を開けて 50歩足踏み	◎	P68
2	目を閉じて 50歩足踏み	◎	P70
3	つま先立ち	◎	P72
4	片足立ち	◎	P74
5	つぎ足歩行	△	P76
6	ハーフターン	○	P78

座って訓練

3	ふり返る	◎	P50
4	上下	◎	P52
5	はてな	○	P54

e

タイプ

めまいと耳鳴り、難聴が繰り返し起こる。
日頃からストレスを強く感じ、頭から離れない。

該当疾患

●メニエール病（P110）、●片頭痛性めまい（P113）

基本的に心のケアを施行。
聴力変動がなくなり、ふらつきが残る場合は下記を実施。
高齢者でなくても、高齢者マークの訓練から開始。

おすすめの訓練

立って訓練

❶ 目を開けて 50歩足踏み	◎	P68
❻ ハーフターン	○	P78

座って訓練

❶ 速い横	◎	P46
❺ はてな	○	P54
❼ 速い縦	△	P58

応用編

❷ ゆっくり横	◎	P48
❸ ふり返る	◎	P50
❹ 上下	◎	P52
❽ ゆっくり縦	△	P60

座って訓練

ここでは、動体視力と小脳を鍛える
訓練を行います。
目線を変えたとき、頭を動かしたときの
ふらつきを治します！

訓練リスト

1. 速い横 代用訓練
2. ゆっくり横 代用訓練
3. ふり返る 適応訓練
4. 上下 適応訓練
5. はてな 適応訓練
6. 座位ヘッドチルトホッピング 馴化訓練

サブ訓練

7. 速い縦 代用訓練
8. ゆっくり縦 代用訓練

指を目で追って
クラッときたら
効いている証拠。
やめないで
続けましょう！

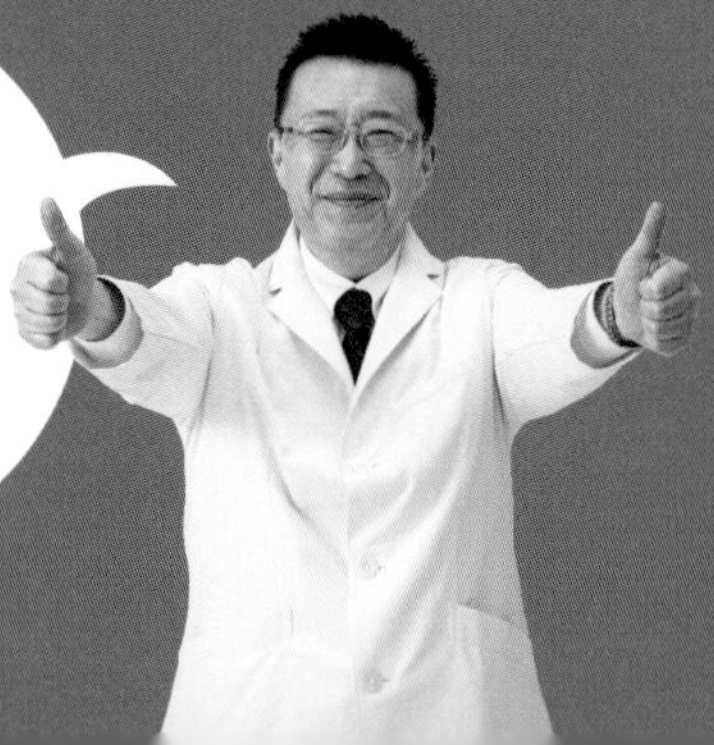

始める前に確認しましょう！

座り方の基本

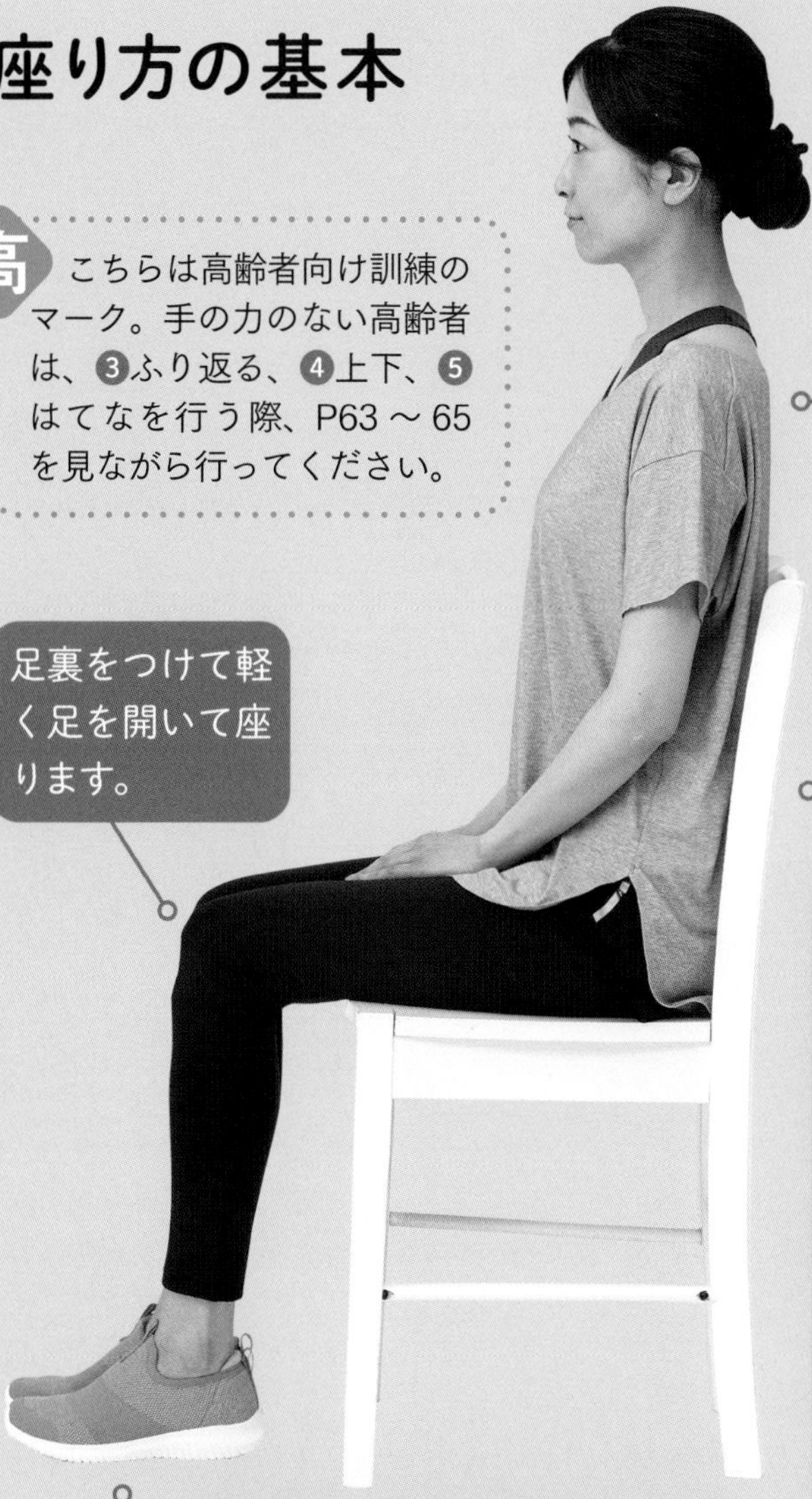

高 こちらは高齢者向け訓練のマーク。手の力のない高齢者は、❸ふり返る、❹上下、❺はてなを行う際、P63 ～ 65を見ながら行ってください。

イスに深く座り、背筋をしっかり伸ばします。

安定感のある背もたれがついたイスを用意してください。

足裏をつけて軽く足を開いて座ります。

必ずスニーカーなどの運動靴をはいてください。安定感が増します。

共通Point

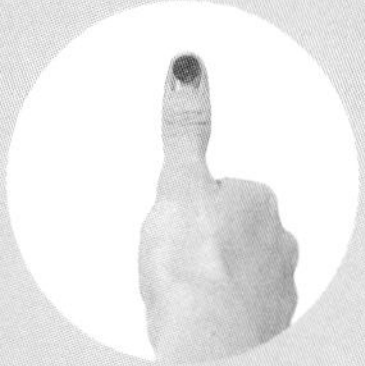

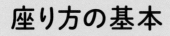

親指の爪をしっかり見る！

左右の親指から視線を外さないように、爪に赤いシールやマニキュアを塗って目印にしてもOK

座って訓練 1 代用訓練

速い横

こんな症状を改善!

□横書きの文字を読むのがつらい

□急に左右に視線を変えるとクラッとする

1

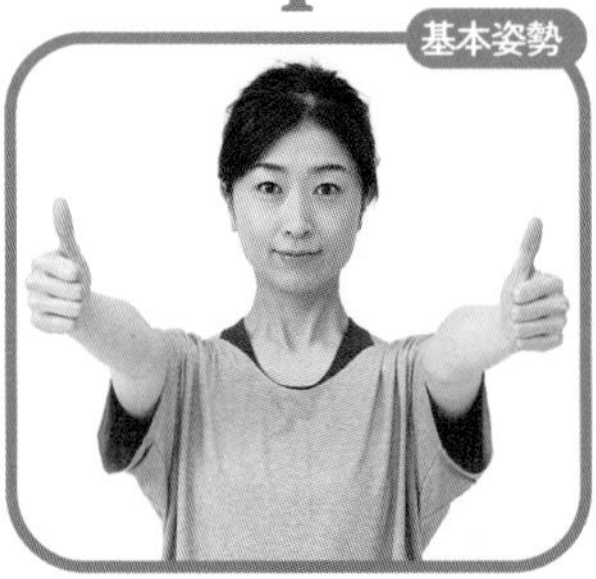

必ず右から

10往復（計20回）

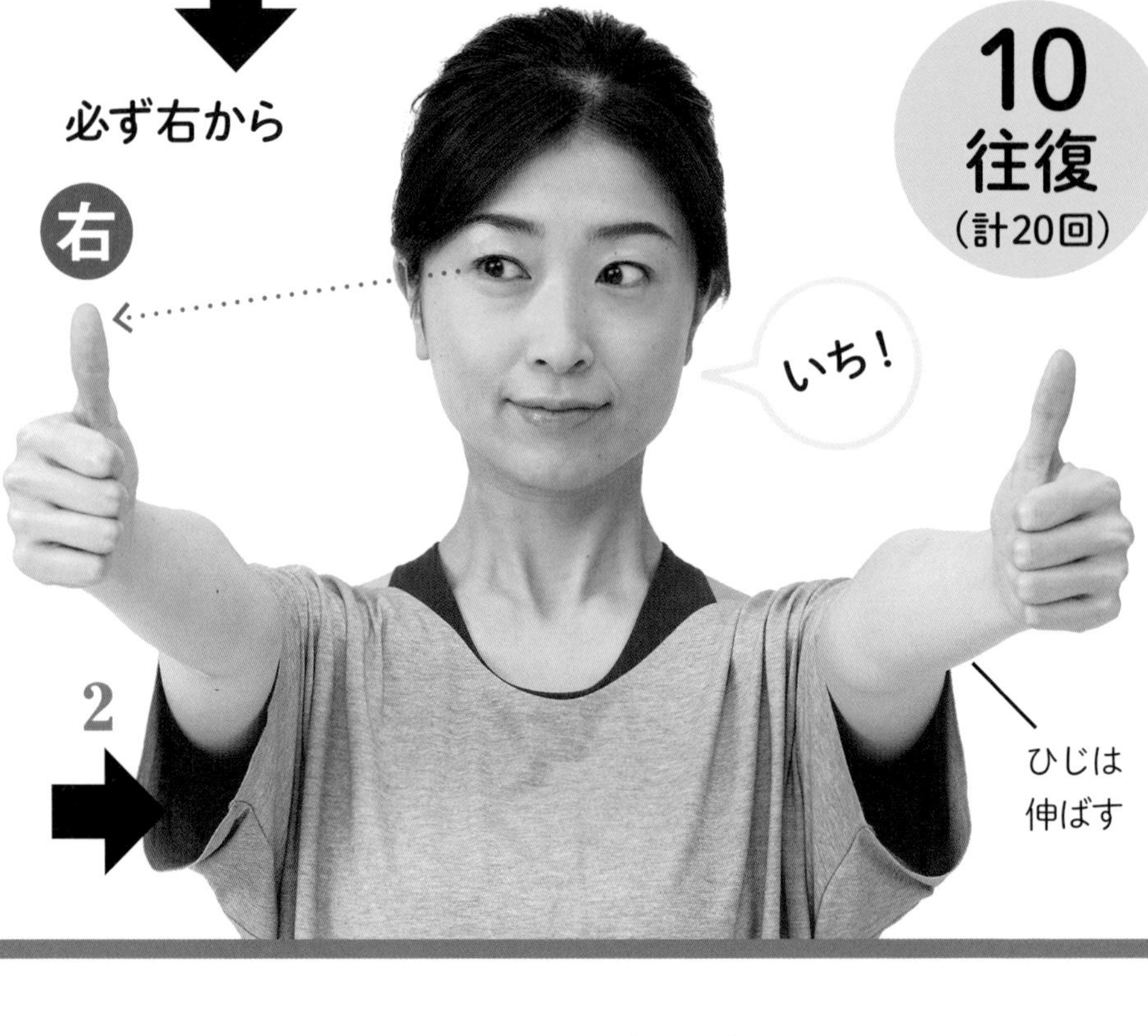

2

やってはいけないこと

✕ 目線と一緒に頭も動かしてしまう

✕ 左右の手の高さが揃っていない

やり方

- 両腕を体の正面に伸ばし、肩幅より少し広めに開く。手をにぎり、親指を立てる。

- 頭は動かさずに目だけを動かし、2 右⇄3 左と親指の爪を交互に見る。1 秒間に 1 回数えるリズムで、1 から 20 回まで大きな声で数える。

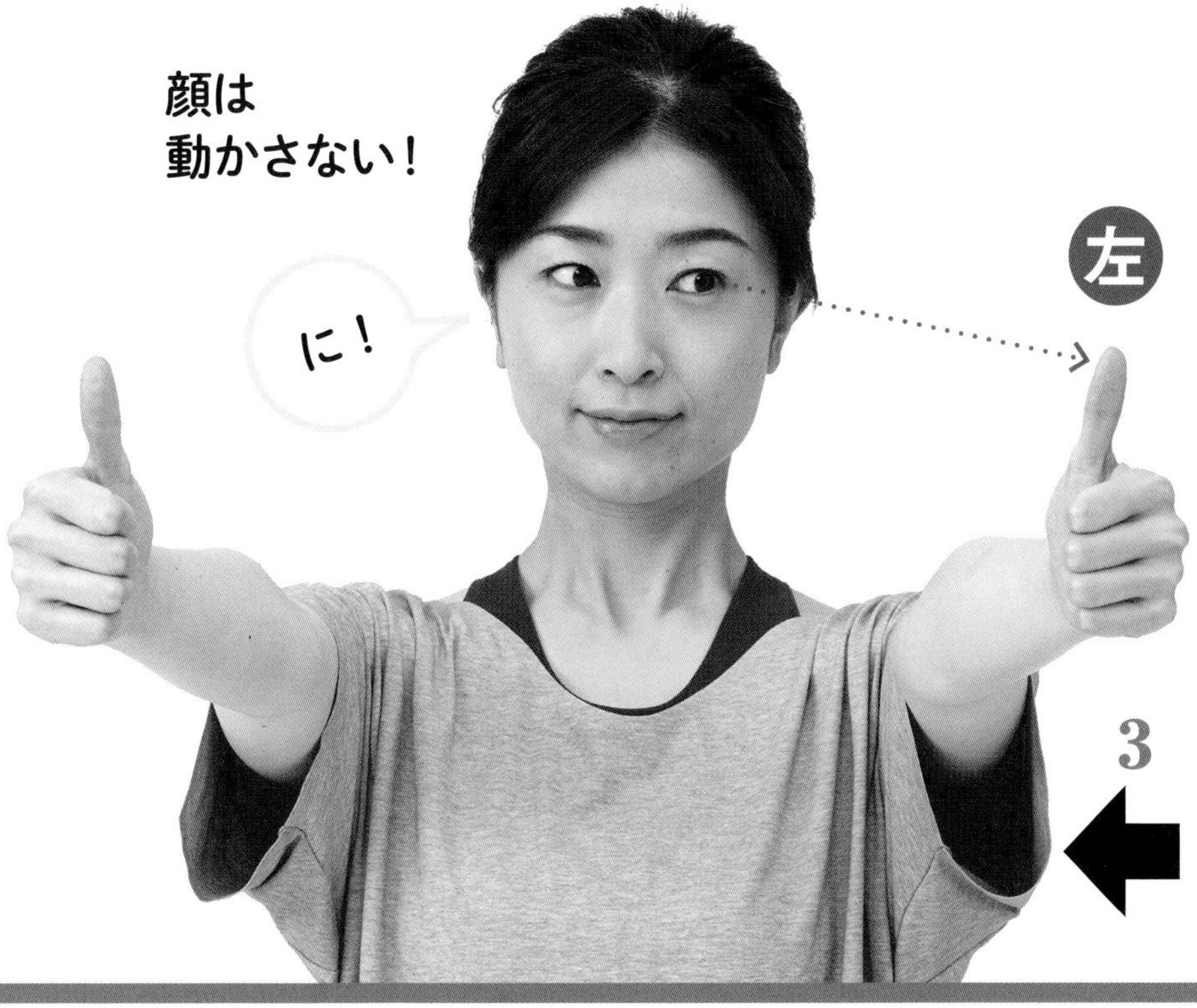
顔は
動かさない！
に！
左
3

Point 目だけ動かす

左　右

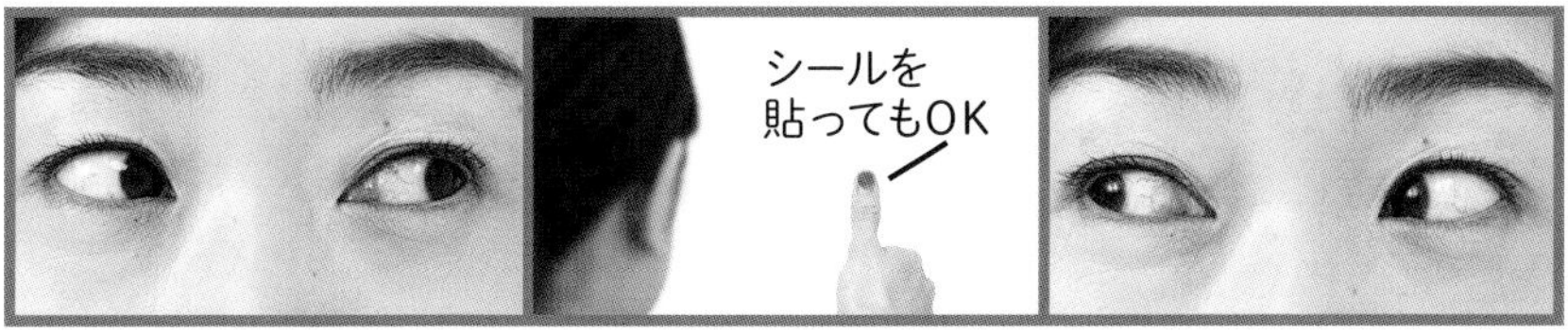
シールを
貼ってもOK

親指の爪が指標。腕をしっかり伸ばし、目で爪をしっかり捉えて。

座って訓練 ② 代用訓練

ゆっくり横

こんな症状を改善!

- □車や電車の窓から景色を見るのがつらい
- □左右にゆっくり物が動くのを見るとクラッとする

1

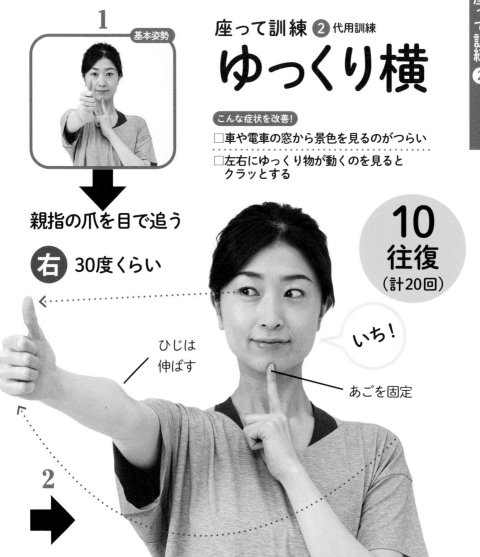

基本姿勢

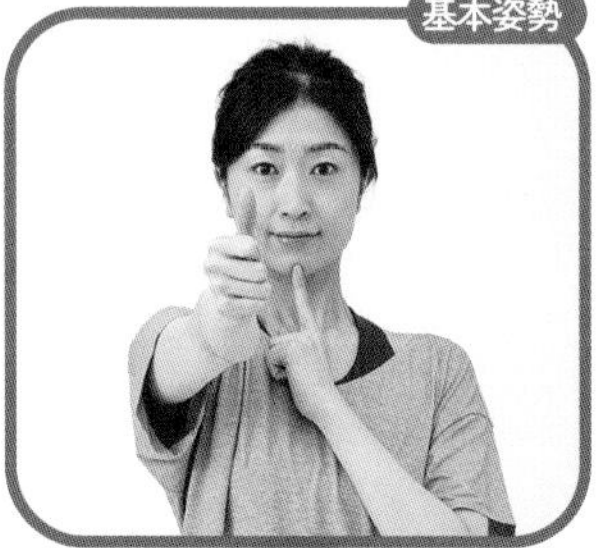

親指の爪を目で追う

右 30度くらい

10往復（計20回）

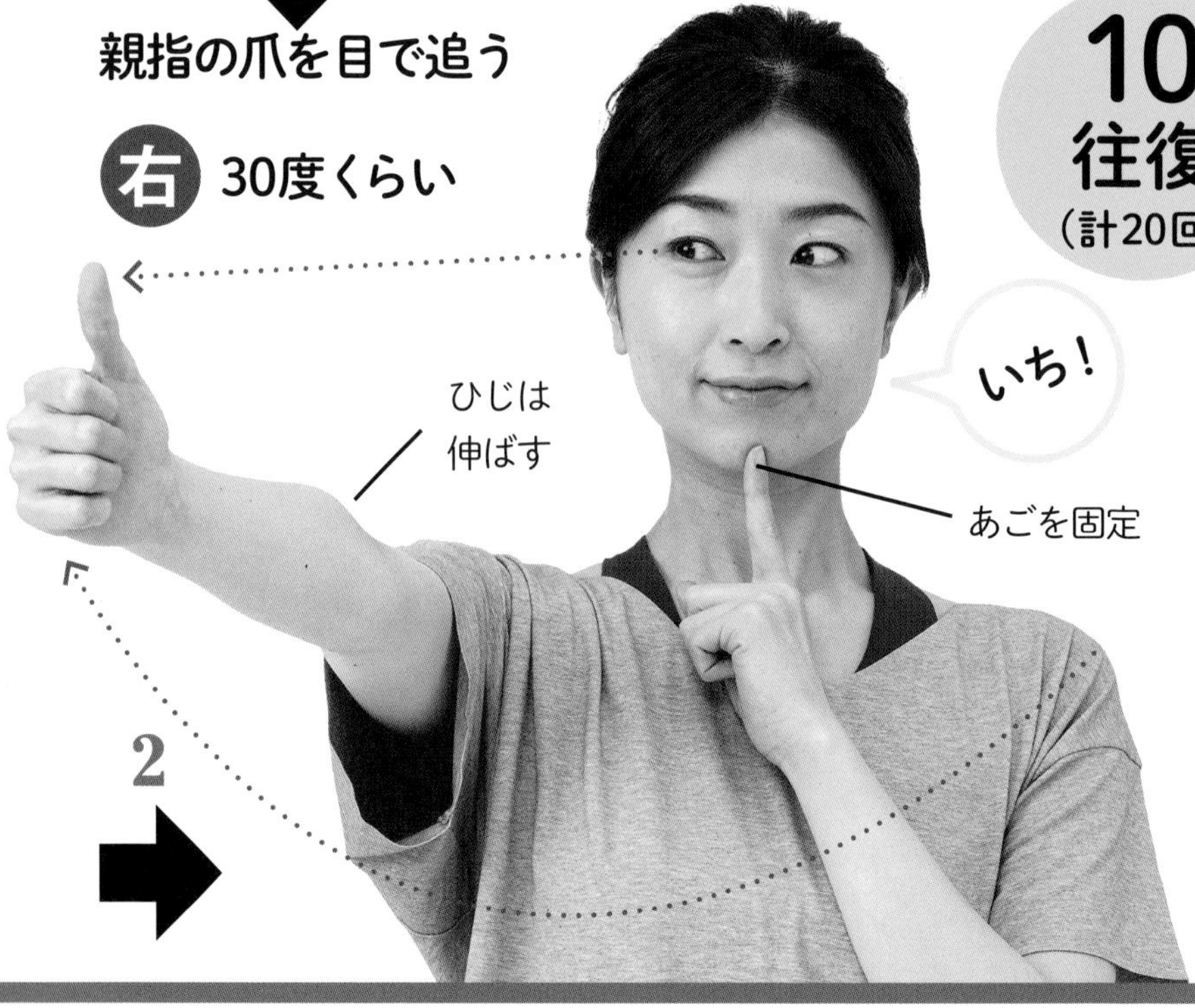

2

Point
頭は動かさない！

やり方

- 左手の人差し指であごを押さえ、頭が動かないように固定する。右手は親指を立ててまっすぐ前に伸ばし、顔はまっすぐ前を向く。
- 右手を 2 右⇄ 3 左に 30 度くらいゆっくり動かし、親指の爪を目だけで追う。1 から 20 回まで大きな声で数える。

親指の爪を目で追う

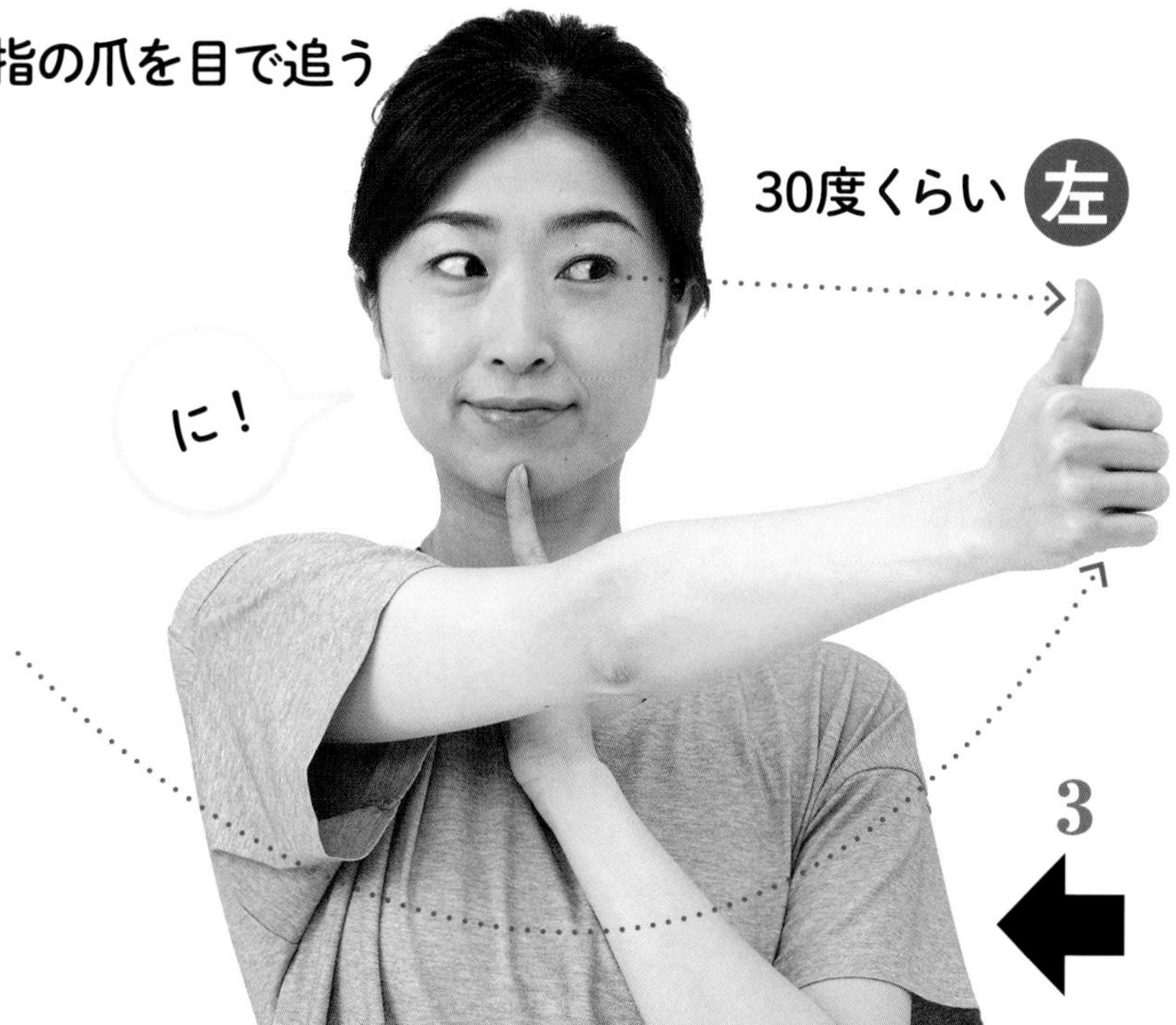

Point 目の動きを意識する

左　　右

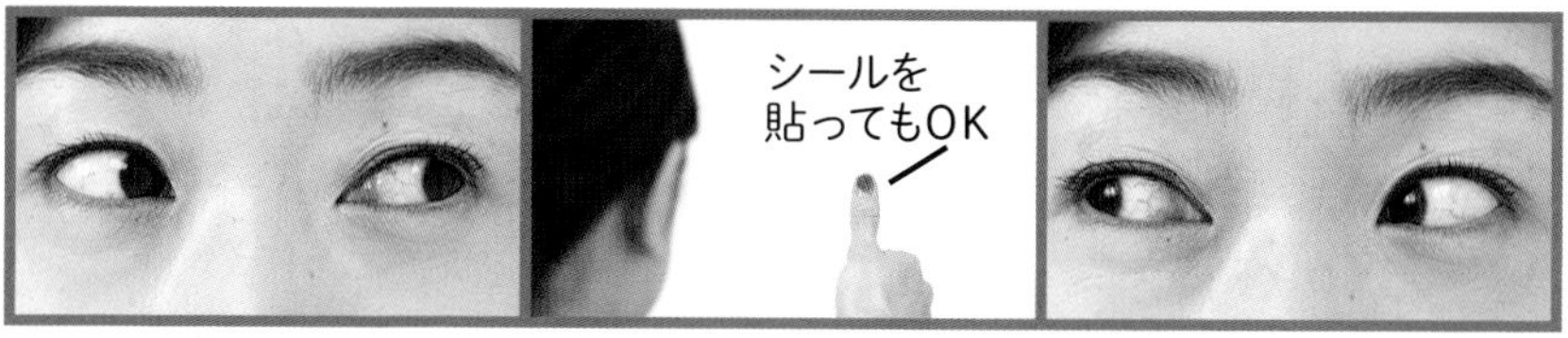

親指の爪を目でしっかり捉え、目線を外さないように！

座って訓練 ③ 適応訓練

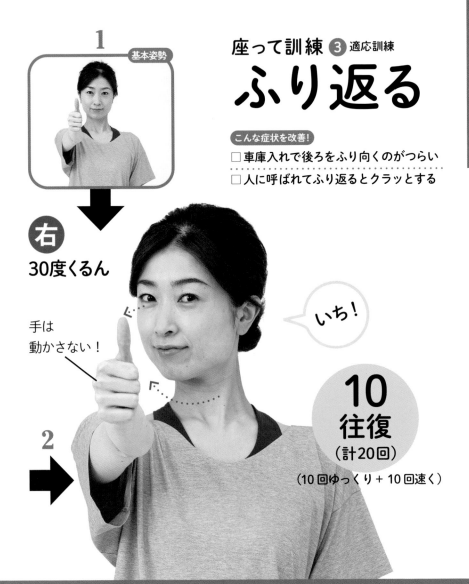

ふり返る

こんな症状を改善!

□ 車庫入れで後ろをふり向くのがつらい

□ 人に呼ばれてふり返るとクラッとする

1

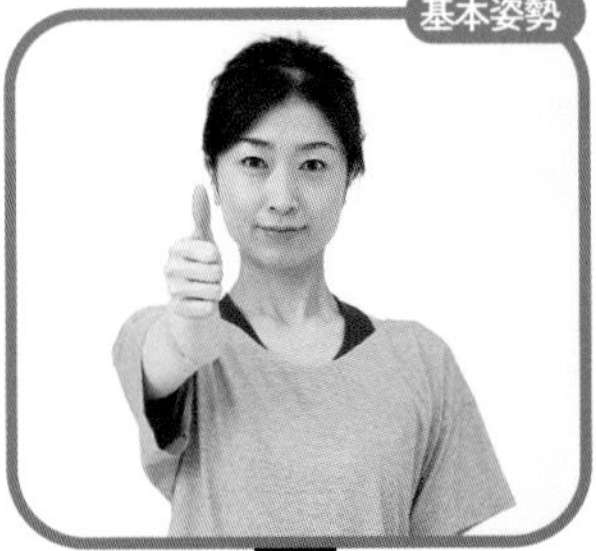

右

30度くるん

2

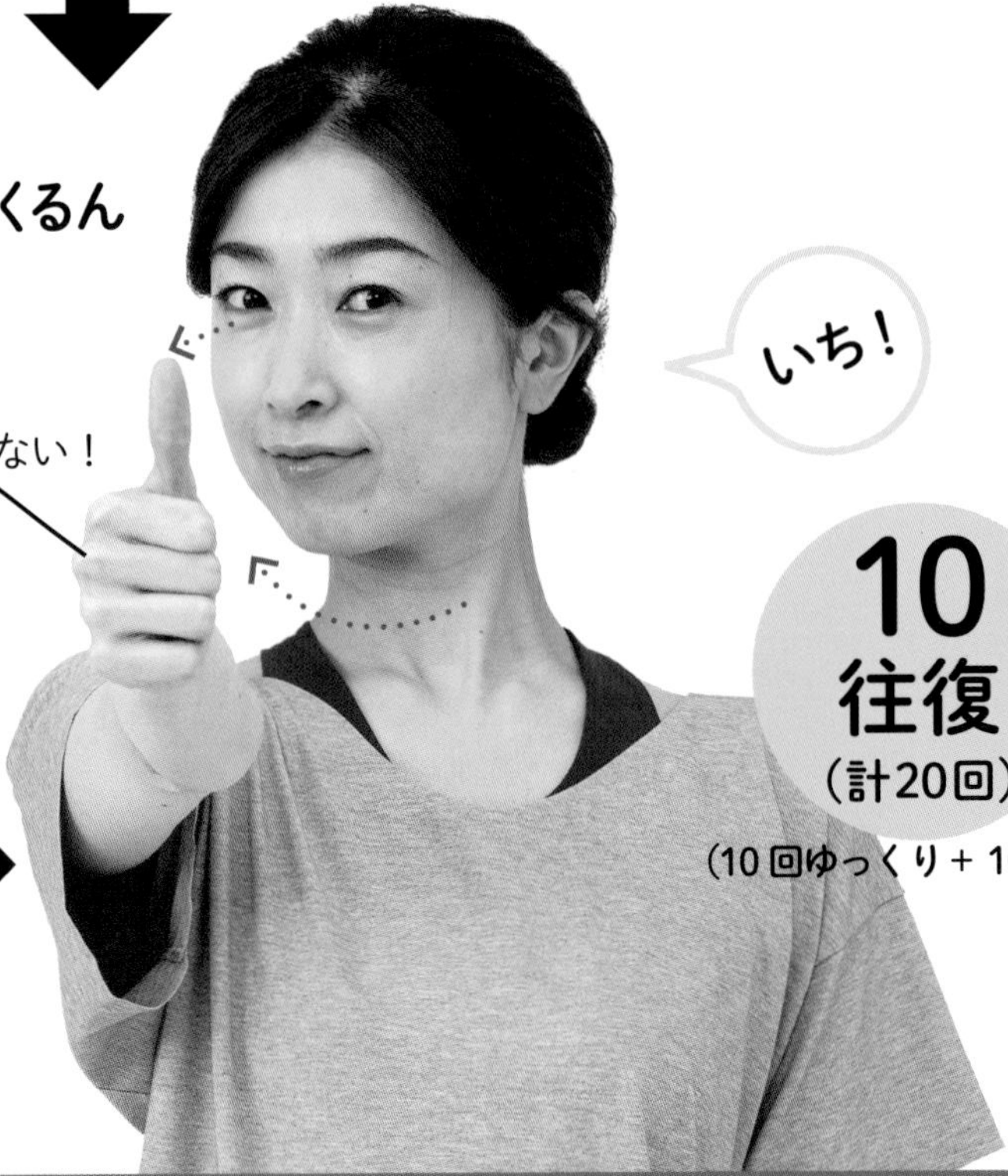

10
往復
(計20回)

(10回ゆっくり + 10回速く)

Point

目線は爪に固定!
頭を左右に動かす!

やり方

- 右腕を体の正面に伸ばし、手をにぎって親指を立てる。顔はまっすぐ前を向き、親指の爪を見る。

- 親指の爪を見たまま頭だけを 2 右⇄ 3 左へ 30 度ひねる。1から 20回まで大きな声で数える。

クラッとしたら効いている証拠

高 高齢者はP63を見ながら行ってください

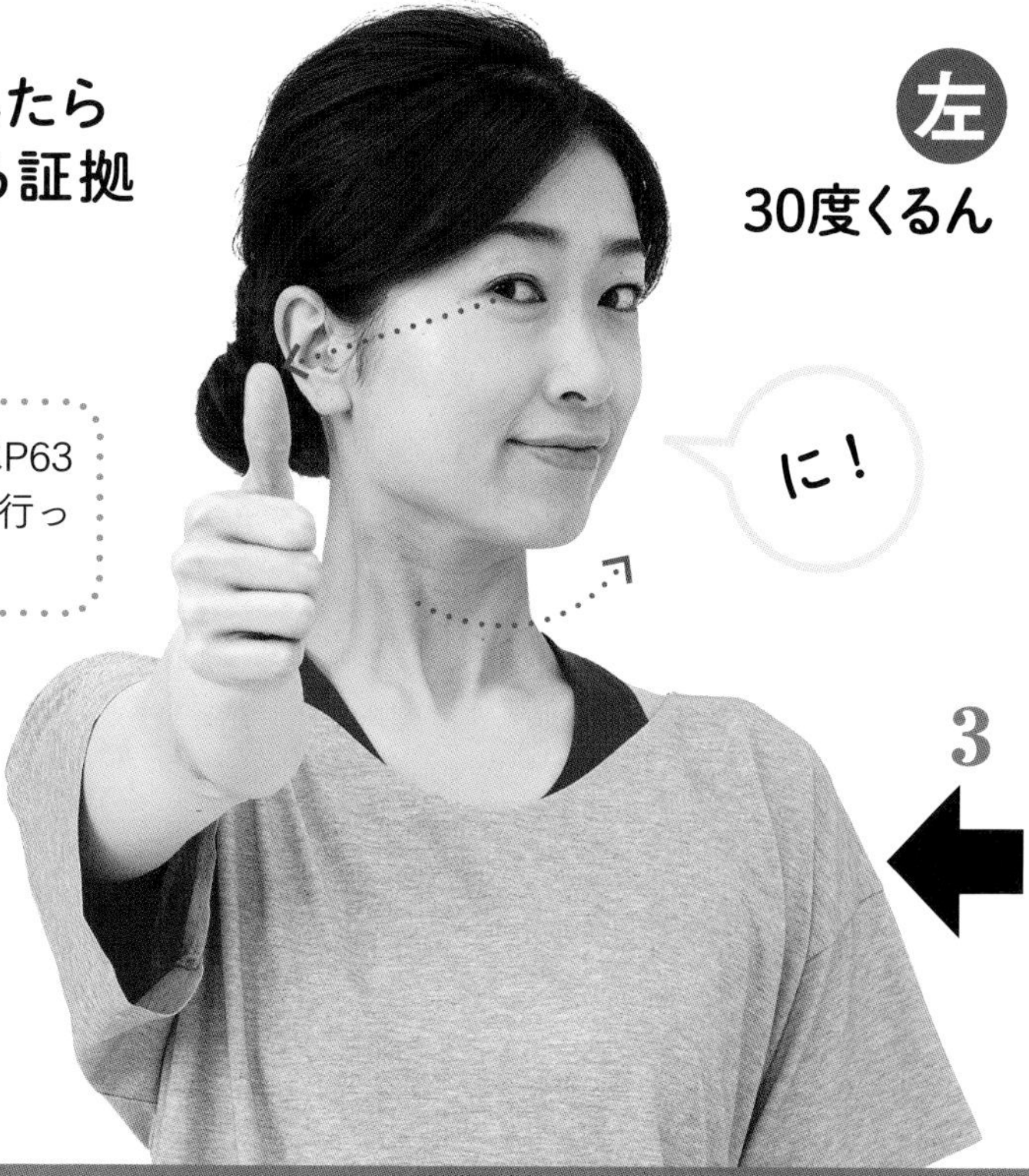

親指を見続けようと意識しても、目が親指からそれてしまうのは、それた側の内耳が悪いから。それた側を多めに行って。

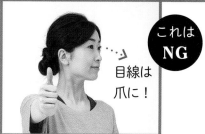

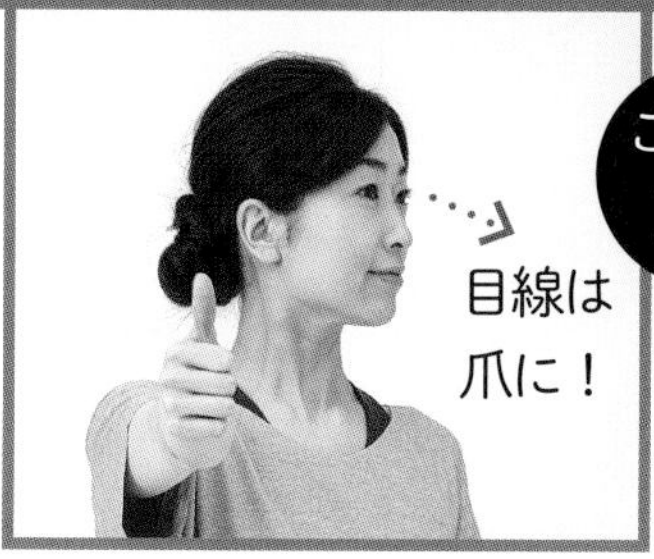

座って訓練④ 適応訓練

上下

こんな症状を改善！

□上・下を向くとクラッとする

□顔を洗う、靴紐を結ぶ、小銭を拾う、上の物を取る、洗濯物を干す、うがいをするなどの際につらい

1

基本姿勢

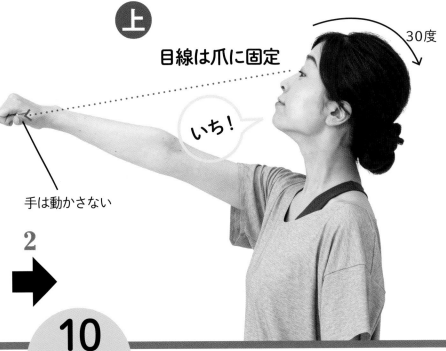

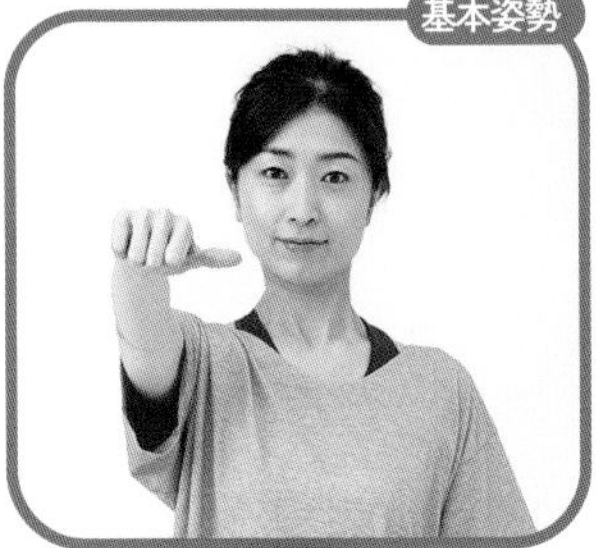

上

2

10往復
（計20回）

（10回ゆっくり＋10回速く）

Point

目線は爪に固定したまま、頭を上下に動かす！

やり方

- 右腕を体の正面に伸ばし、手をにぎって親指を立て、横に寝かせる。顔はまっすぐ前を向き、親指の爪を見る。
- 親指の爪を見たまま、頭だけを 2 上⇄3 下へ 30 度ずつ動かす。1 から 20 回まで大きな声で数える。

高 高齢者はP64を見ながら行ってください

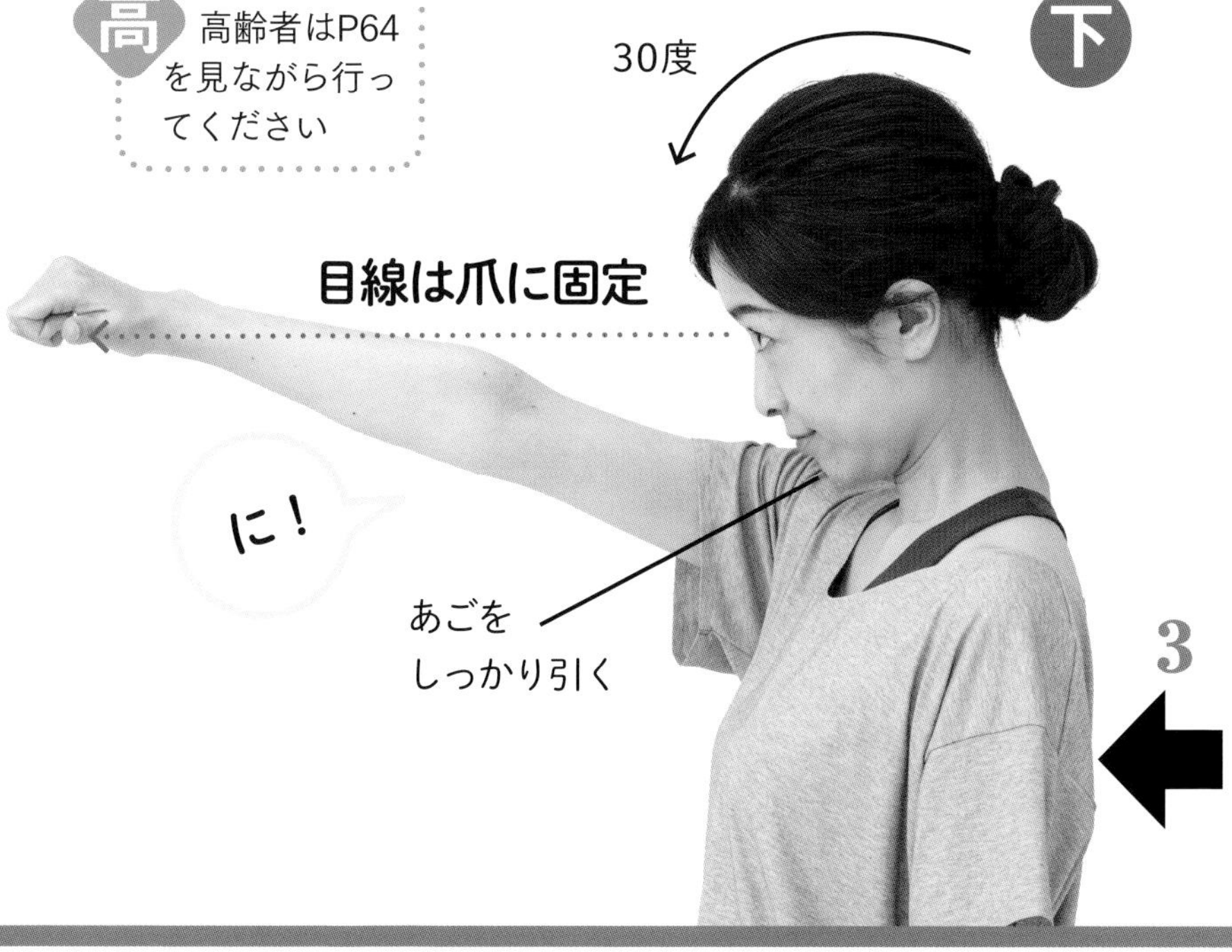

Point 親指の爪を見る！

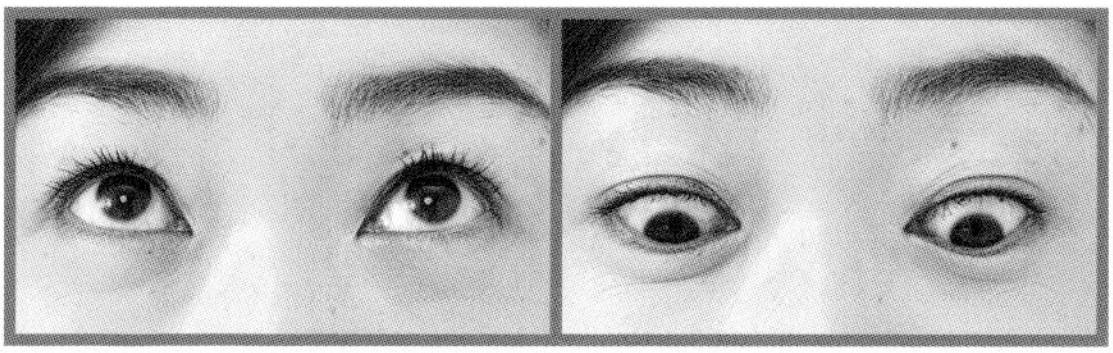

座って訓練 5 適応訓練

はてな

こんな症状を改善!

□首を左右に傾けるとクラッとする

□悩んだり迷ったりしたあとがつらい

1

基本姿勢

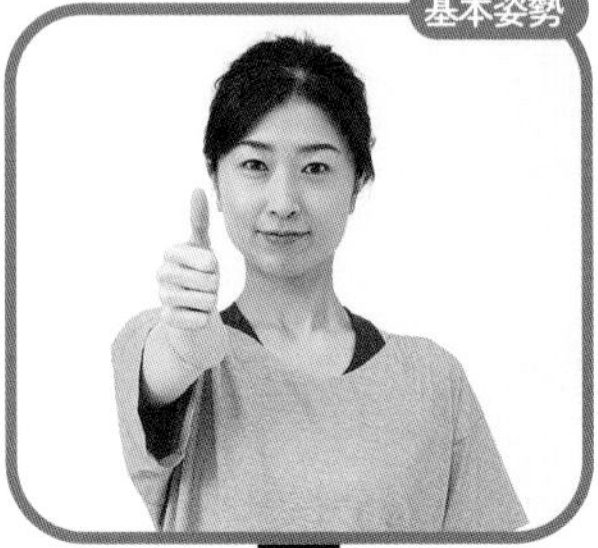

10往復（計20回）

2

30度

右

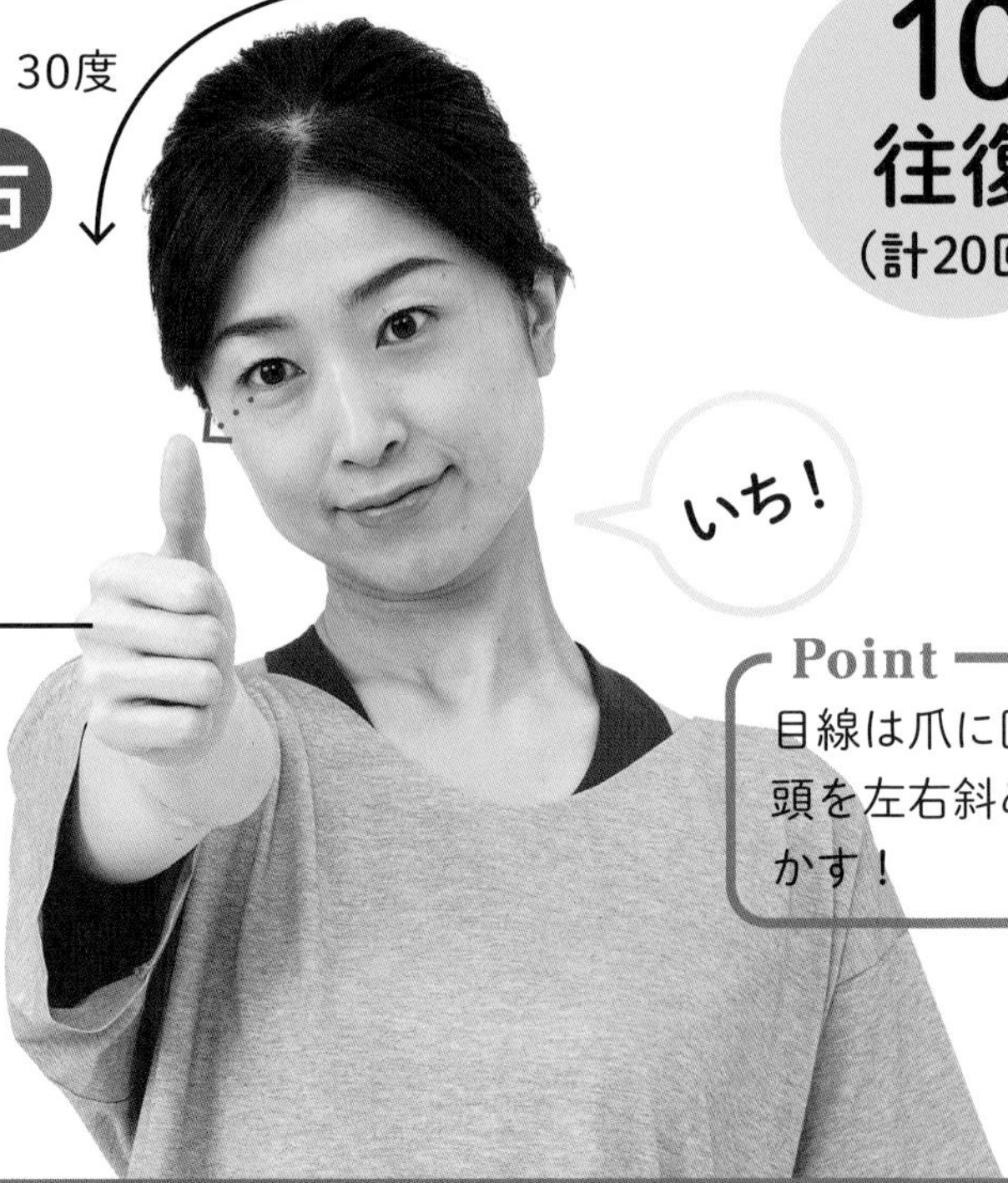

手は動かさない!

Point
目線は爪に固定!頭を左右斜めに動かす!

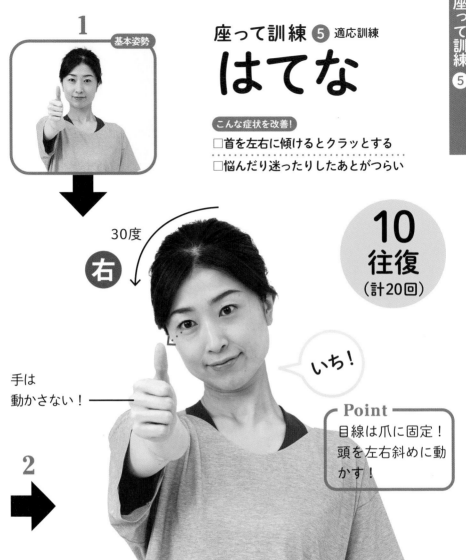

Point 親指の爪をしっかり見る!

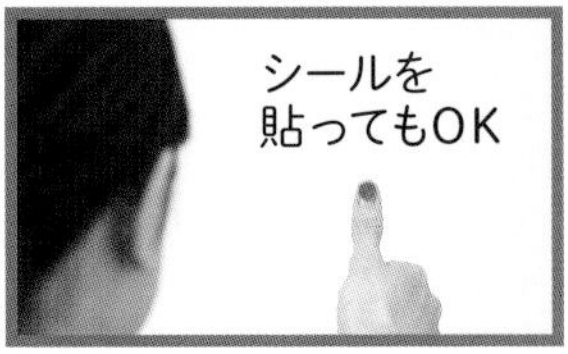

やり方

- 右腕を体の正面に伸ばし、手をにぎって親指を立てる。顔はまっすぐ前を向き、親指の爪を見る。

- 親指の爪を見続けながら、頭だけを **2** 右⇄ **3** 左へ 30 度ずつ傾ける。1 から 20 回まで大きな声で数える。

Point
首をかしげて内耳を傾けることで、耳石器を鍛えることができる！

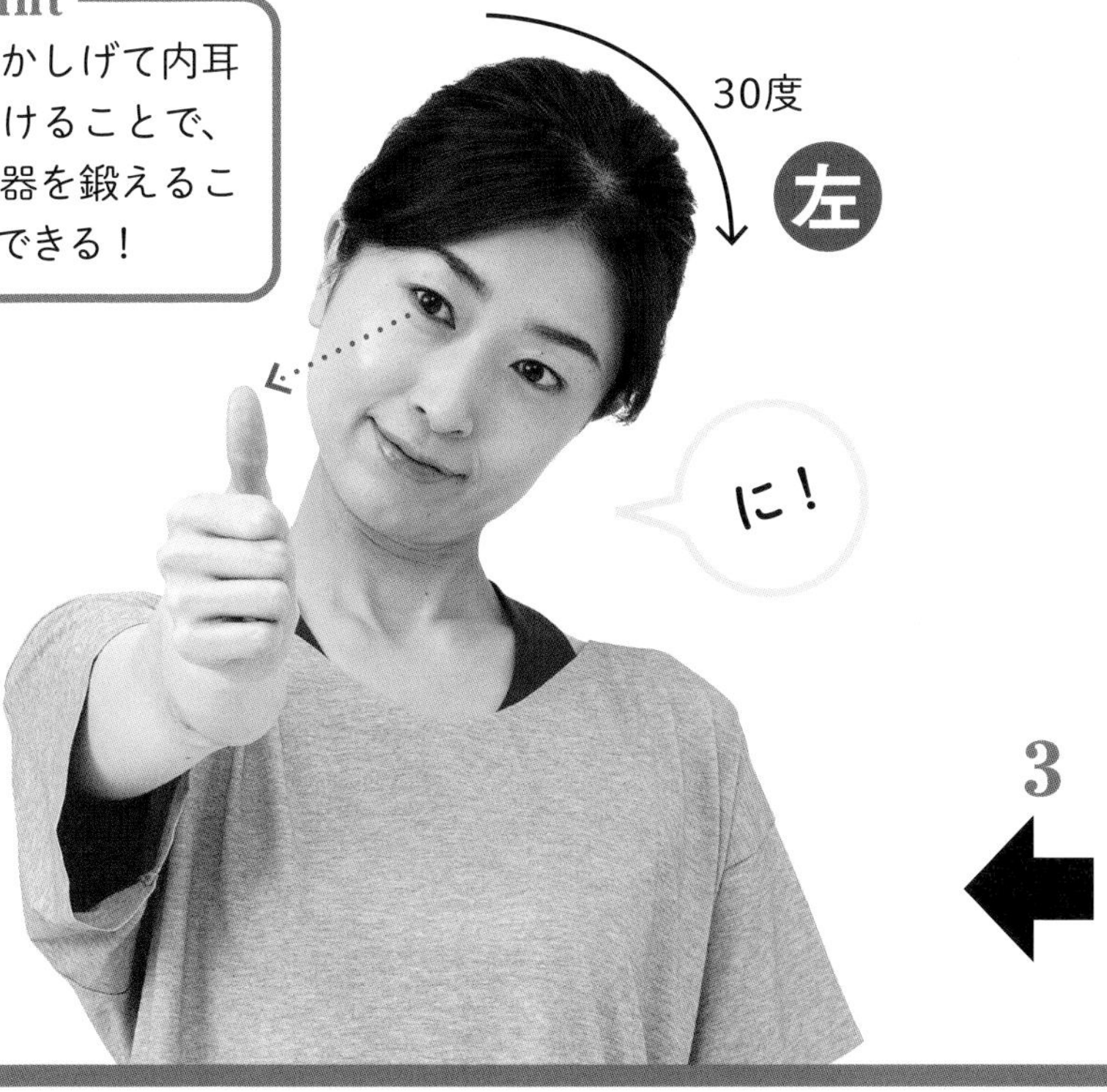

高 高齢者はP65を見ながら行ってください

1

基本姿勢

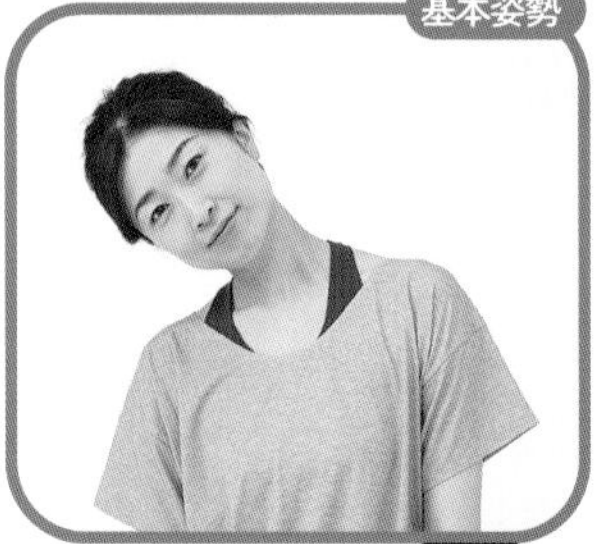

座って訓練 6 馴化訓練

座位 ヘッドチルト ホッピング

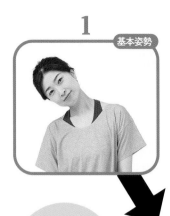

左右上下各
10回
（1日3セット）

こんな症状を改善！

□外側半規管型 BPPV クプラ型の症状に

□繰り返す良性発作性頭位めまい症に

□エプレ法（P88・90）をしても改善しない

※医師の診察後に行うのが理想。

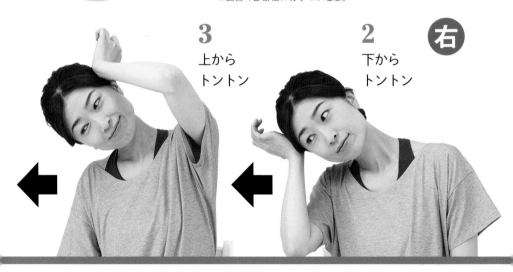

右

2
下から
トントン

3
上から
トントン

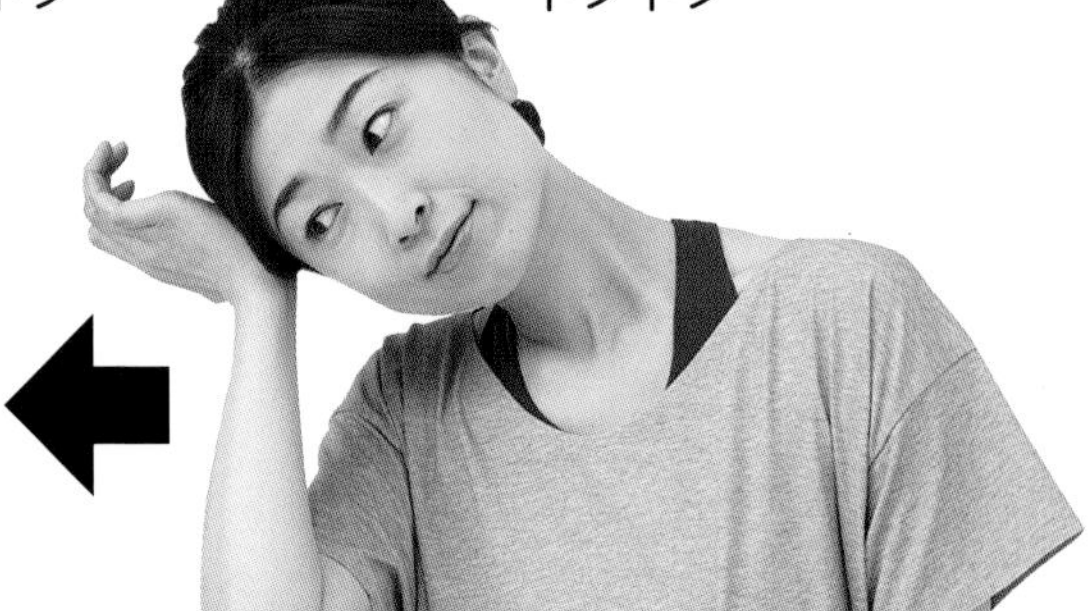

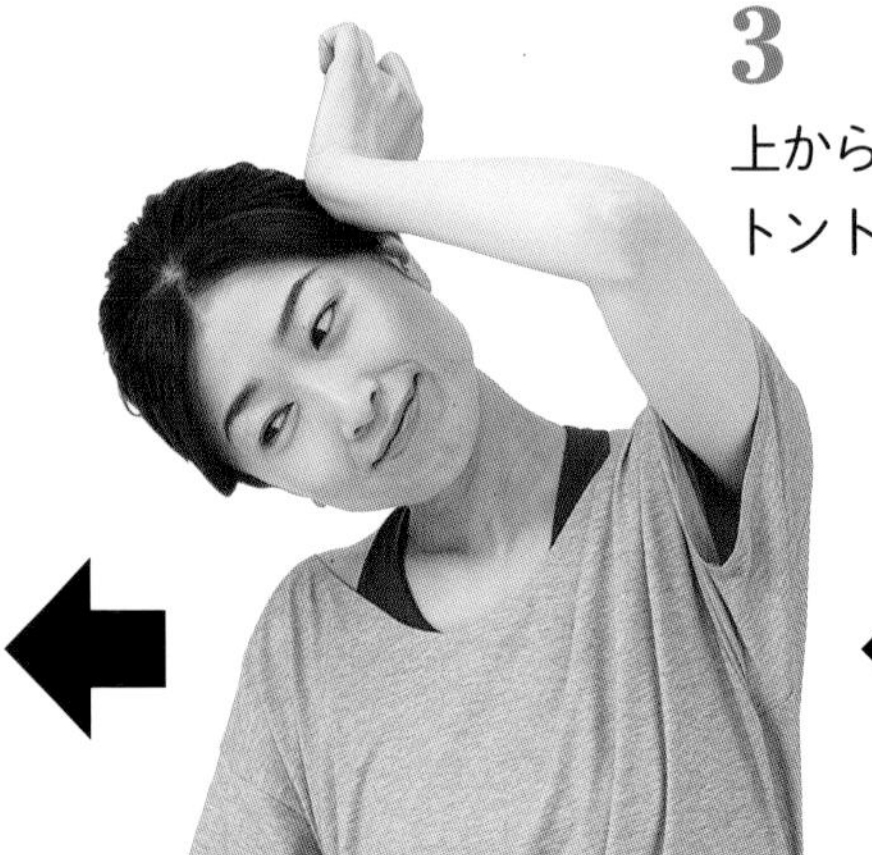

Point

外側半規管型 BPPV（良性発作性頭位めまい症）のクプラ型（P109）の症状を改善させる訓練で、耳石を半規管に移行させて耳石器に戻しやすくする。プールで耳に水が入ったときに、水抜きをするイメージで行うのがポイント。

※奈良県立医科大学附属病院 山中敏彰先生考案のリハビリ体操の改良版。

やり方

- イスに座って頭だけ右横に倒し、2 のように右の側頭部を手の付け根部分で 10 回叩く。次に 3 のように反対の側頭部を 10 回叩く。頭を左横に倒し、同じ手順で 4、5 を行う。プールで水が耳に入ったときの水抜きのイメージで！

- 体は正面を向けたまま、頭だけ動かすこと！

Point
片方の耳だけが悪くても
必ず左右行うこと！

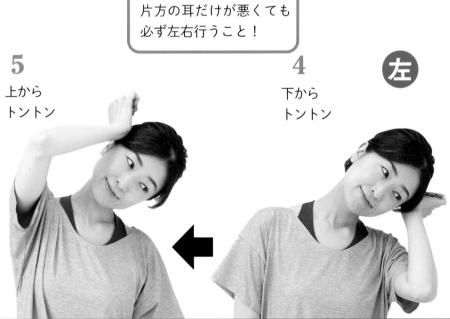

左

5
上から
トントン

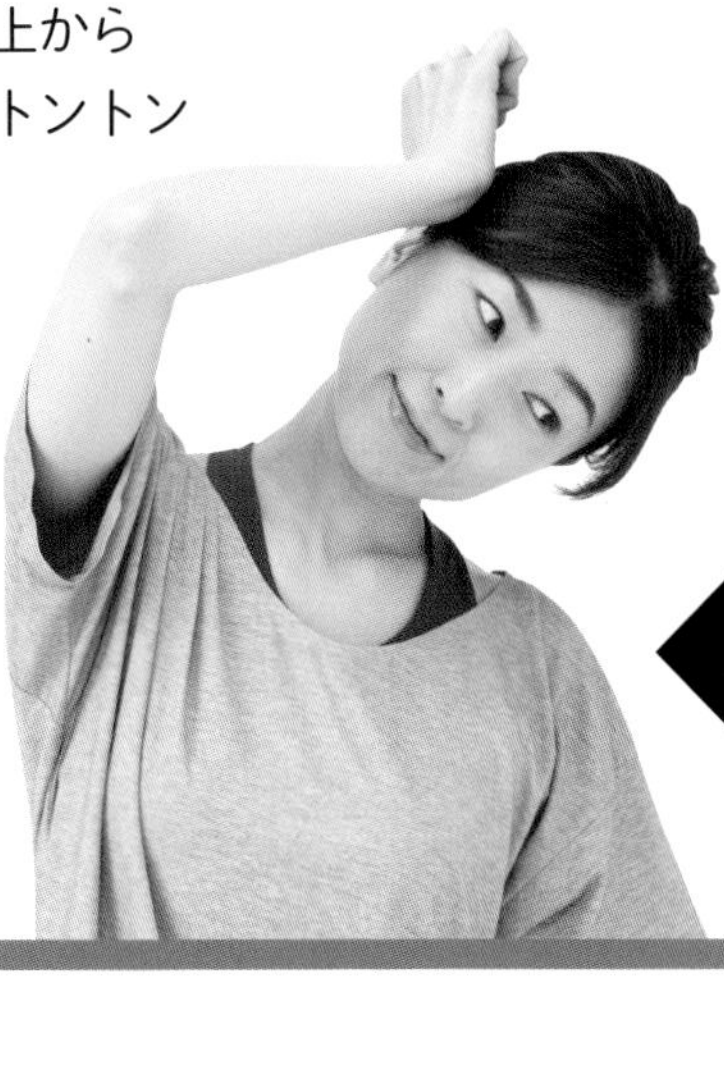

4
下から
トントン

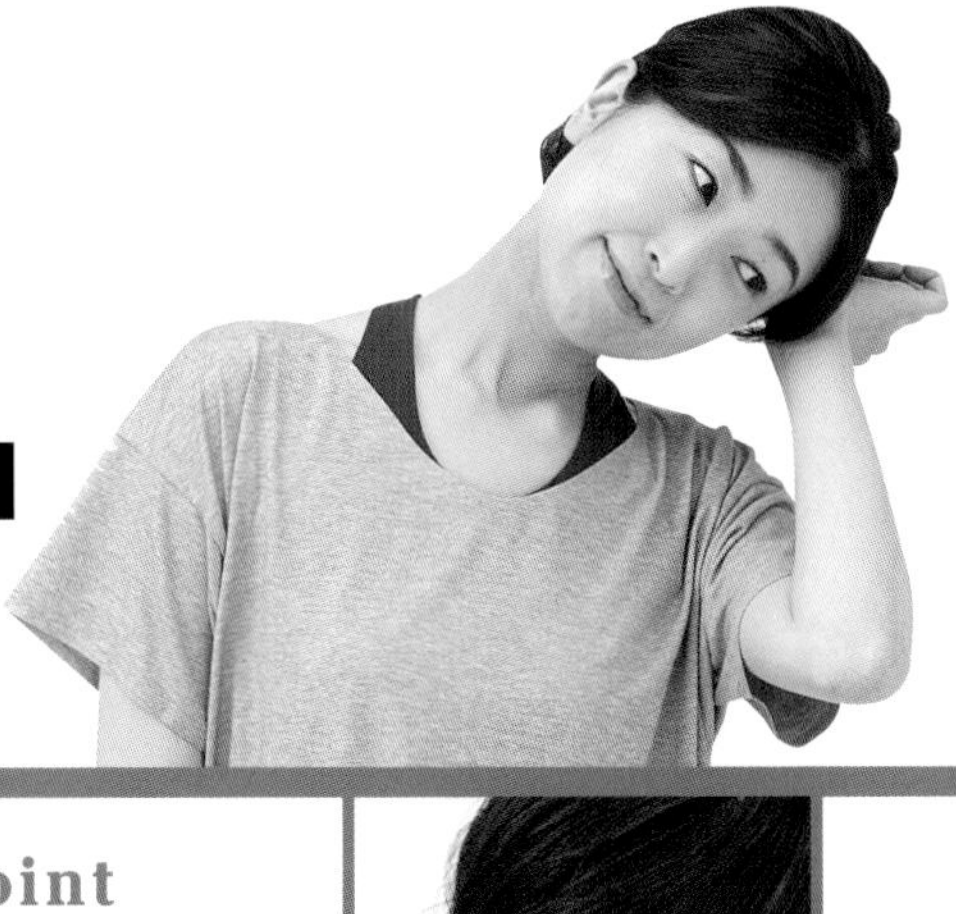

Point
叩くのは耳の上

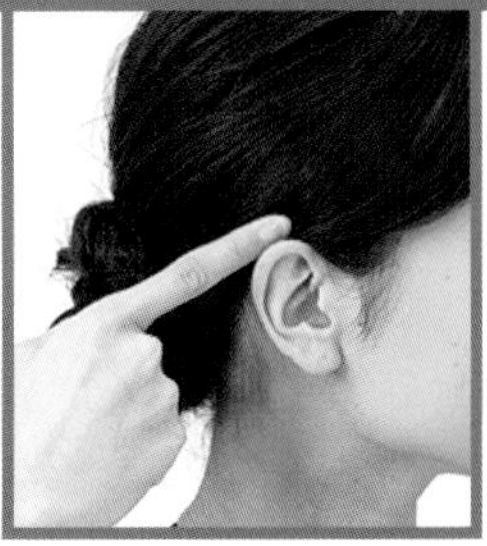

サブ訓練：高いところでめまいが起こる方におすすめ

座って訓練 7 代用訓練

速い縦

こんな症状を改善!

□縦書きの文字を読むのがつらい

□急に上下に視線を変えるとクラッとする

1

基本姿勢

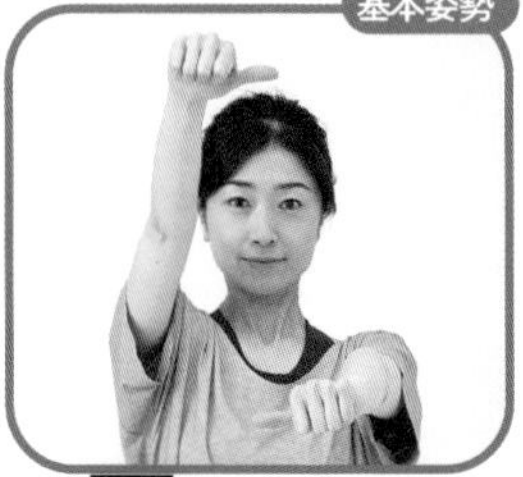

目の上30度

10往復
（計20回）

上

いち!

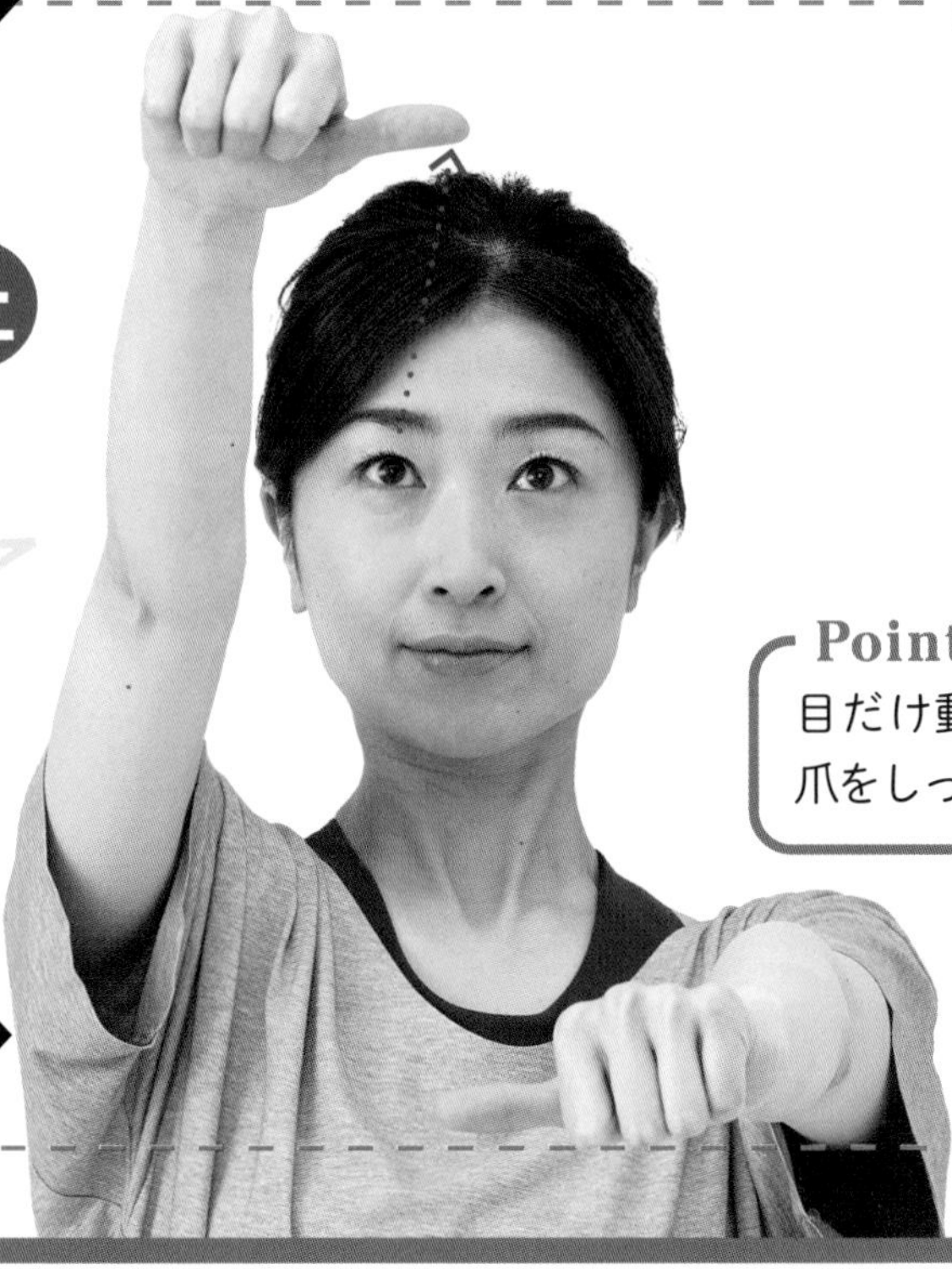

Point
目だけ動かし、親指の爪をしっかり見る

2

目の下30度

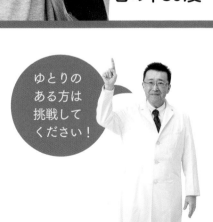

ゆとりのある方は挑戦してください!

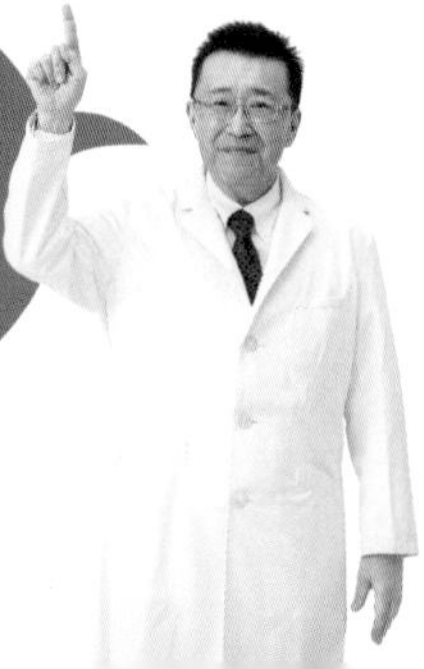

やり方

- 両腕を体の正面に伸ばし、右手を目の上30度、左手を目の下30度になるように開く。手をにぎり、親指を立てて横に寝かせる。

- 頭は動かさずに目だけを動かし、2 上⇄3 下と親指の爪を交互に見る。1秒間に1回数えるリズムで、1から20回まで大きな声で数える。

頭は
動かさない！

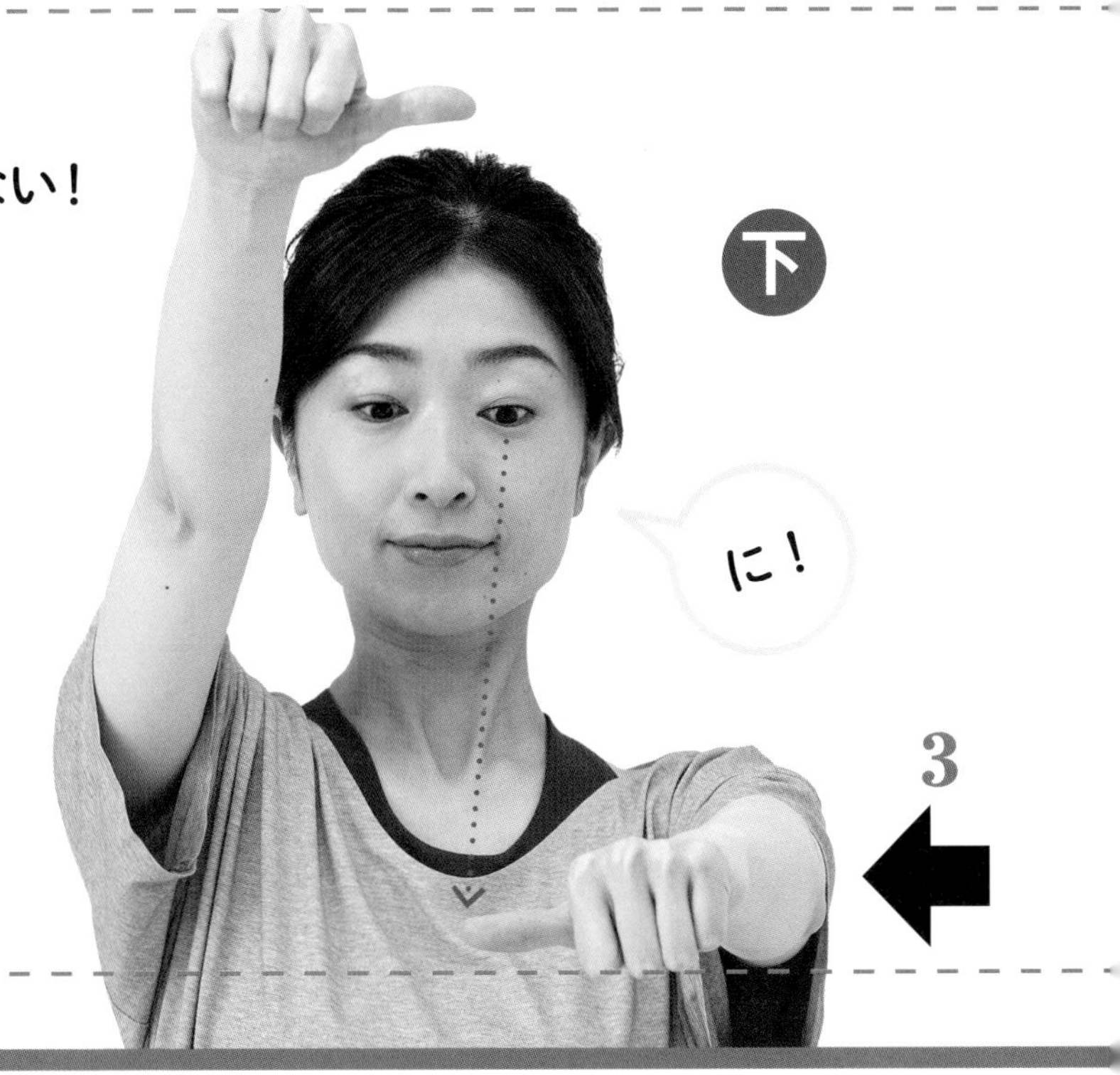

Point 目だけ動かす

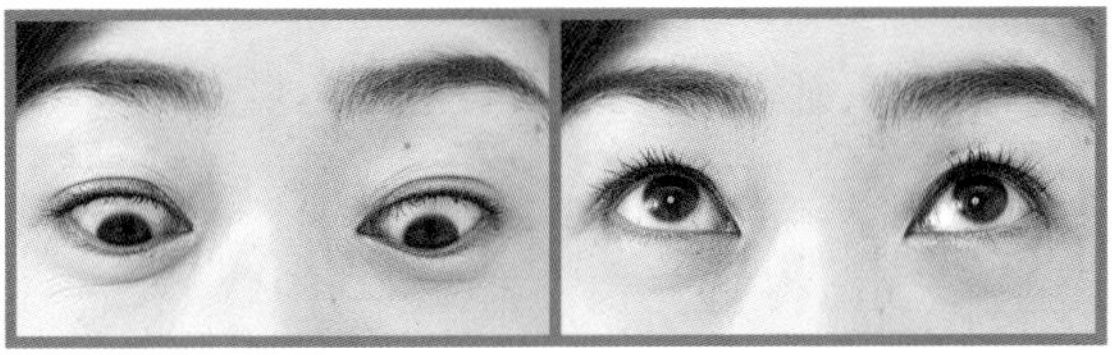

下　　上

サブ訓練：高いところでめまいが起こる方におすすめ

座って訓練 8 代用訓練

ゆっくり縦

こんな症状を改善!

□エレベーターから外の景色を見るのがつらい

□上下にゆっくり物が動くのを見るとクラッとする

1

基本姿勢

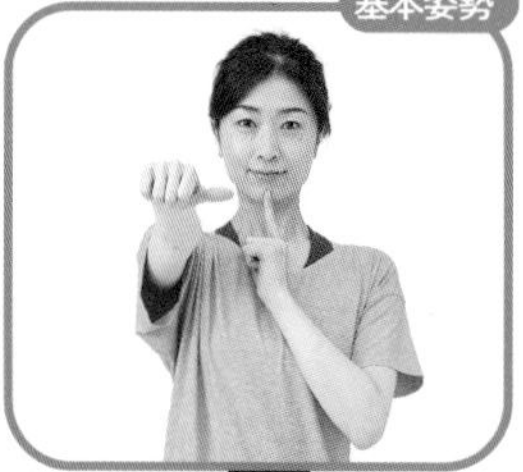

上

目の上
30度くらい

親指の爪を
目で追う

10往復
（計20回）

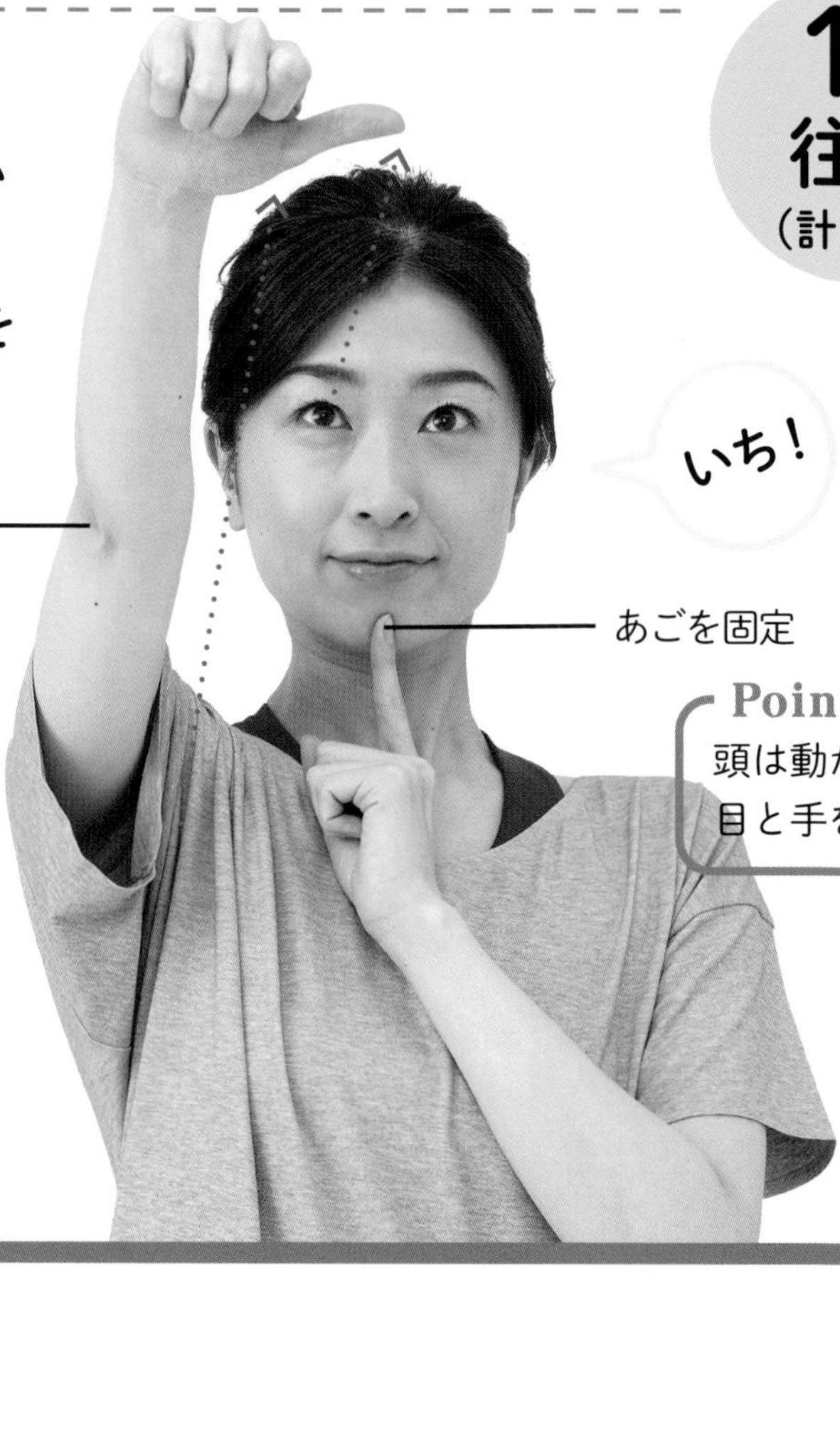

ひじは伸ばす

あごを固定

Point
頭は動かさず
目と手を動かす

2

やり方

- 左手の人差し指であごを押さえ、頭が動かないように固定する。右手は親指を立てて横に寝かせてまっすぐ前に伸ばし、顔はまっすぐ前を向く。
- 右手を 2 上⇄3 下に 30 度くらいゆっくり動かし、親指の爪を目だけでしっかり追う。1 から 20 回まで大きな声で数える。

Point
親指の爪を目でしっかり捉え、目線を外さないように！

親指の爪を目で追う

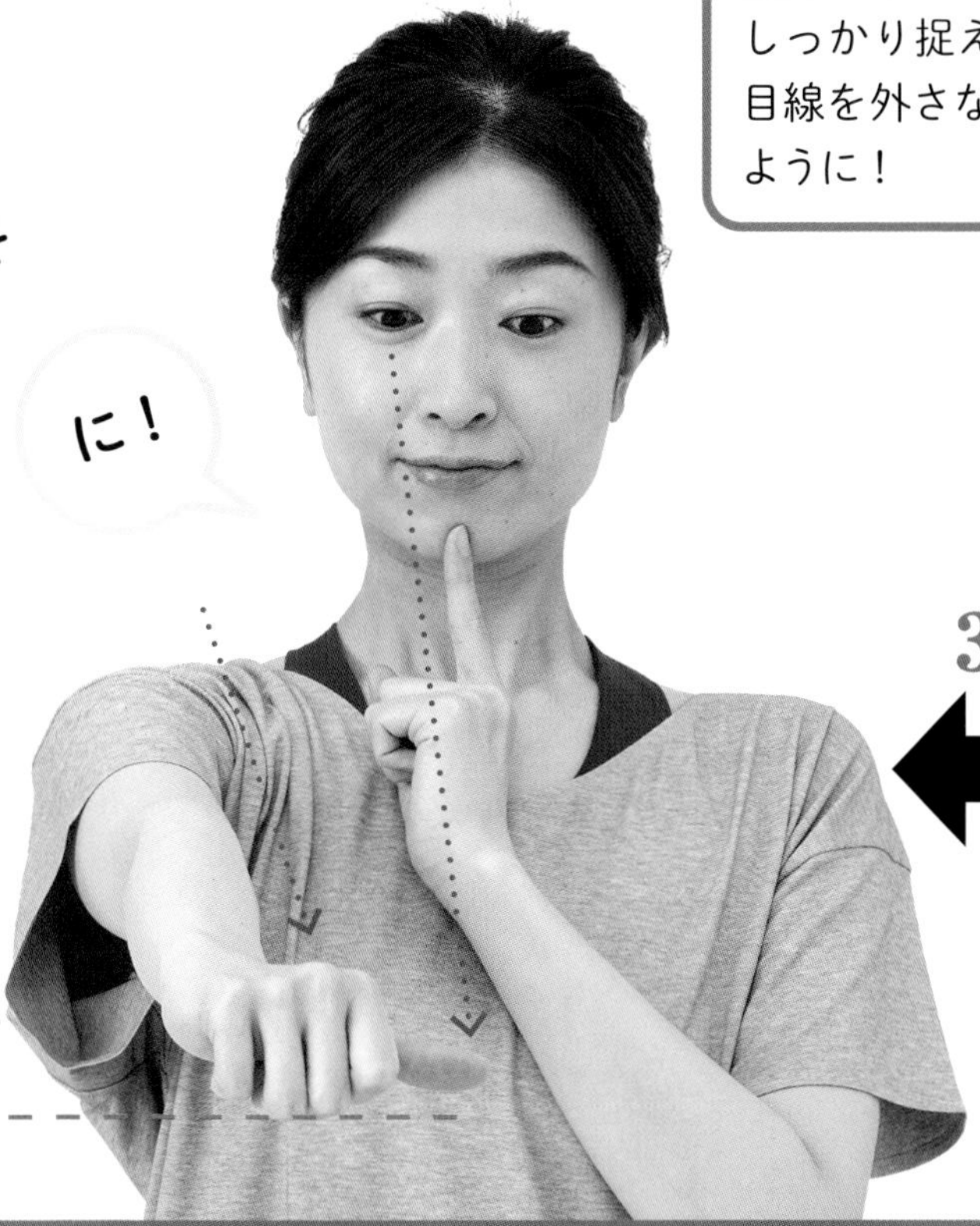

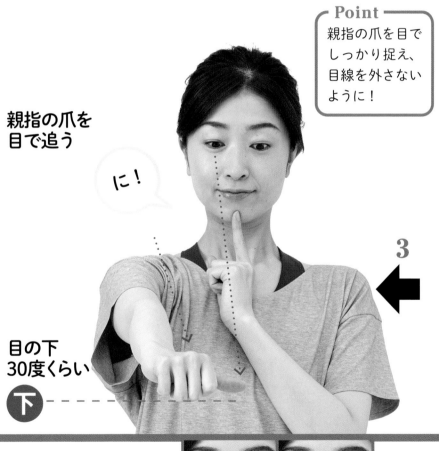

3

目の下30度くらい

下

Point 目の動きを意識する

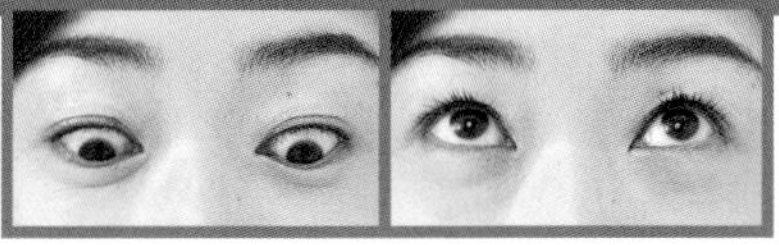

下 上

高 高齢者の座って適応訓練のコツ!

片手を伸ばして頭だけ動かすこちらの3つの訓練は
両手で行うとブレない疲れない！

⑤はてな P54

④上下 P52

③ふり返る P50

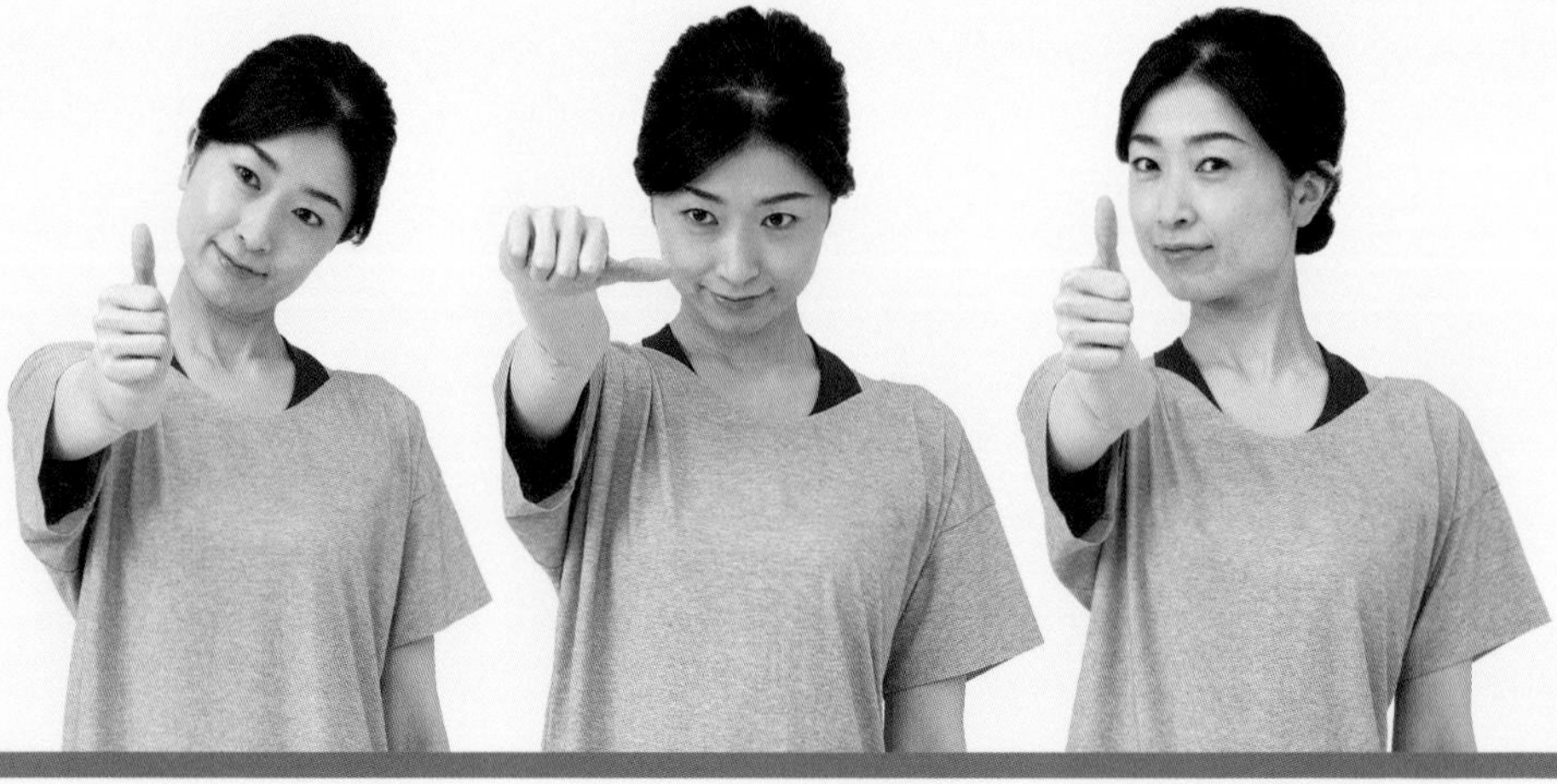

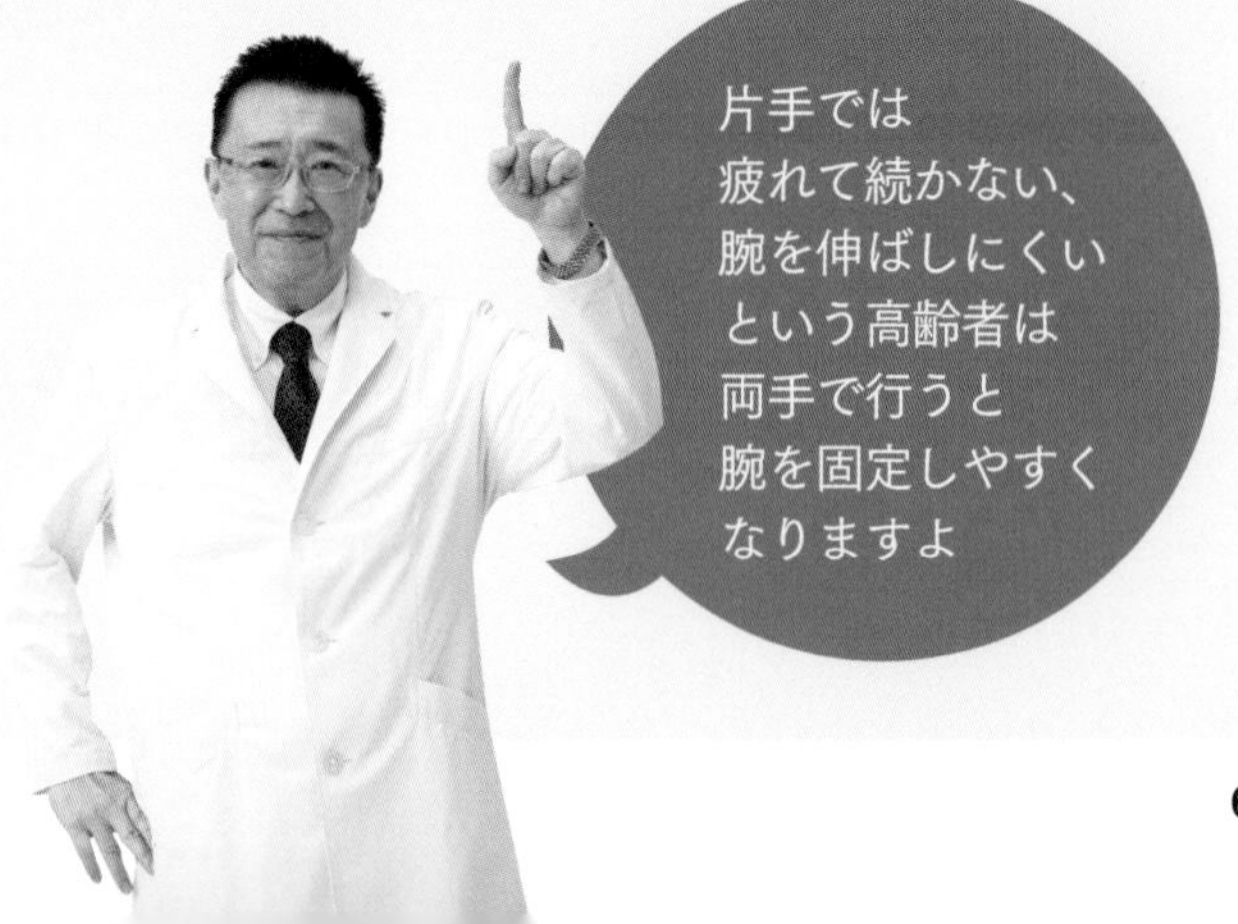
片手では
疲れて続かない、
腕を伸ばしにくい
という高齢者は
両手で行うと
腕を固定しやすく
なりますよ

③ふり返る

高齢者は両手で行おう！

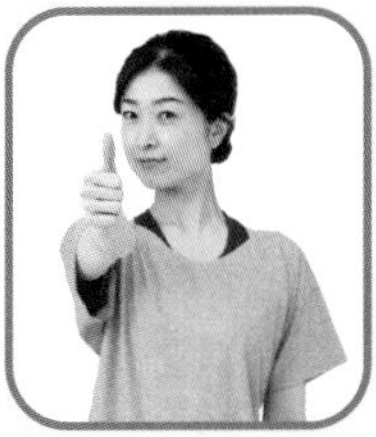

**手を組むことで、腕を伸ばしても
疲れにくく安定します**

10往復
（計20回）

両手を組んで
親指を立てる

目線は
爪に固定

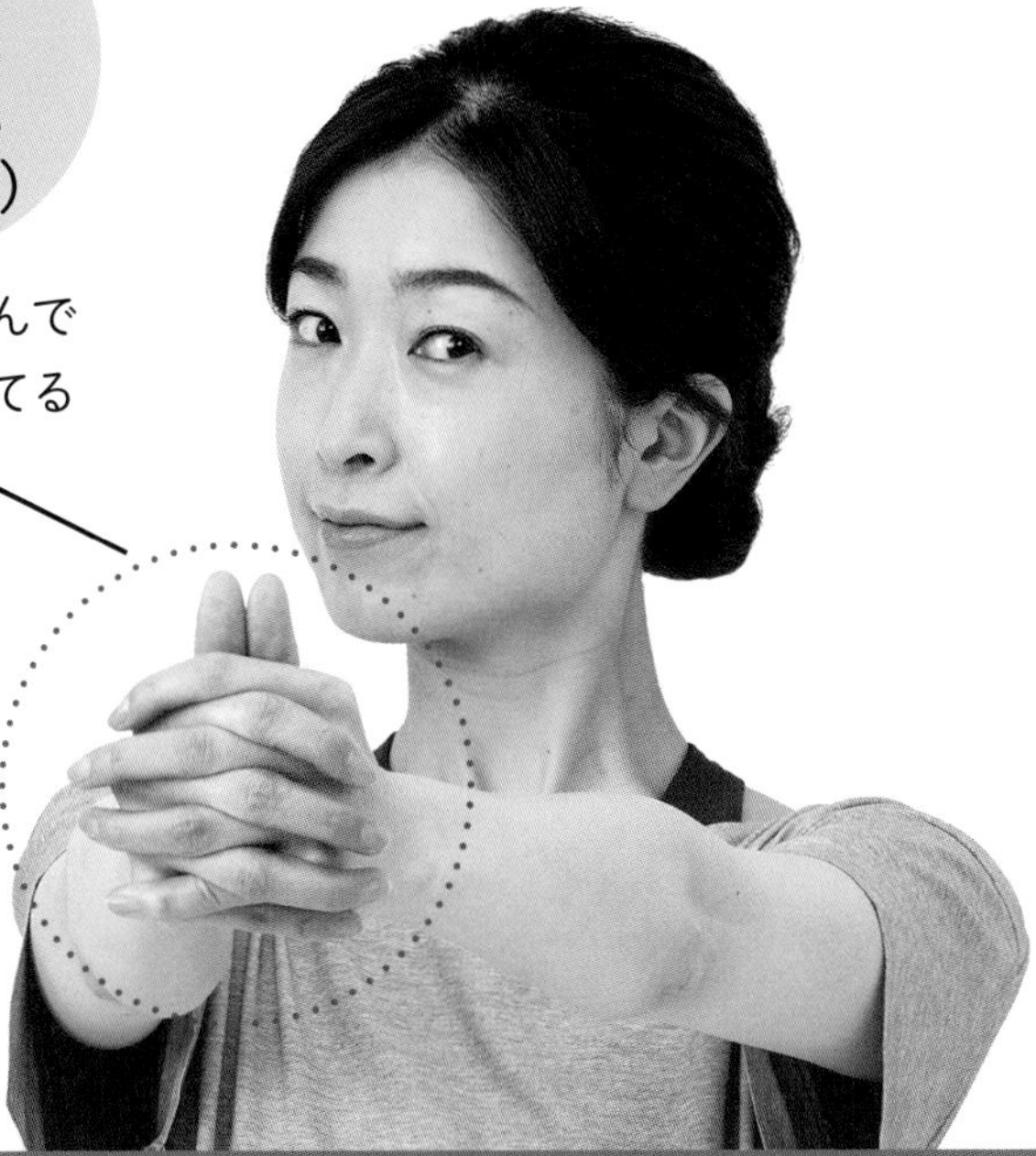

1

頭だけ右へ
30度ひねる

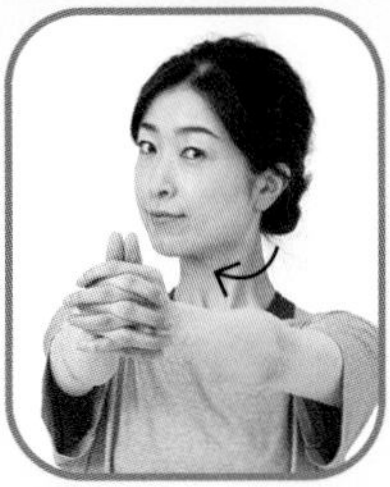

交互に
行う

2

頭だけ左へ
30度ひねる

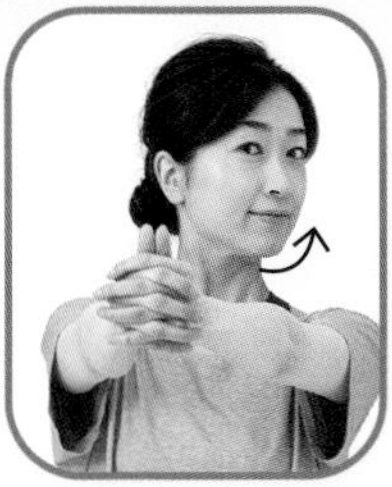

④ 上下

高齢者は両手で行おう！

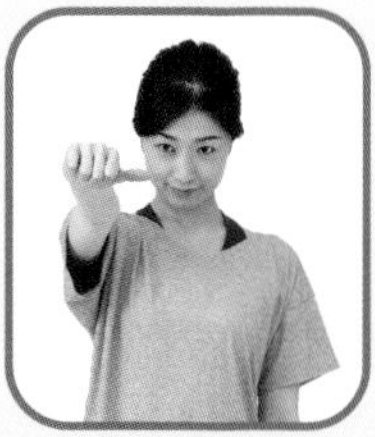

両手の親指をくっつけることで、
疲れにくく安定します

10往復
（計20回）

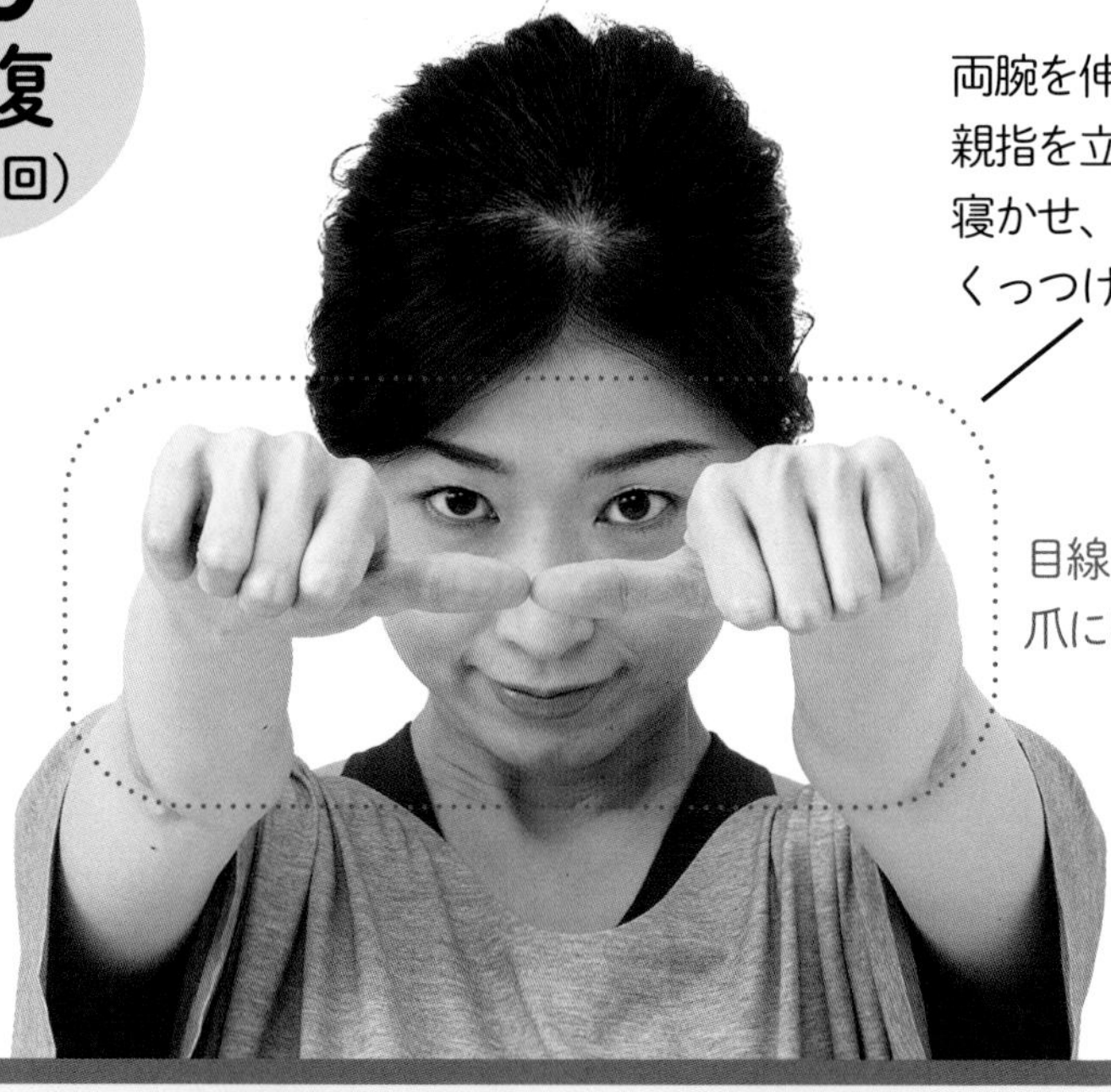

両腕を伸ばし
親指を立てて
寝かせ、
くっつける

目線は
爪に固定

2
頭だけ下へ
30度動かす

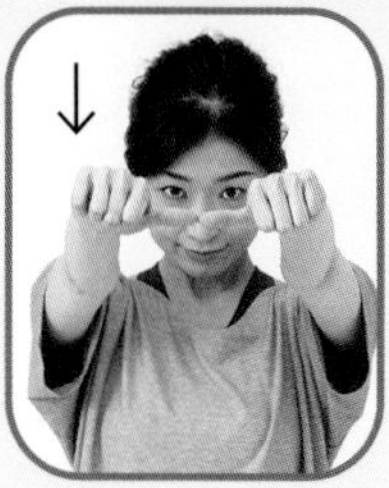

交互に
行う

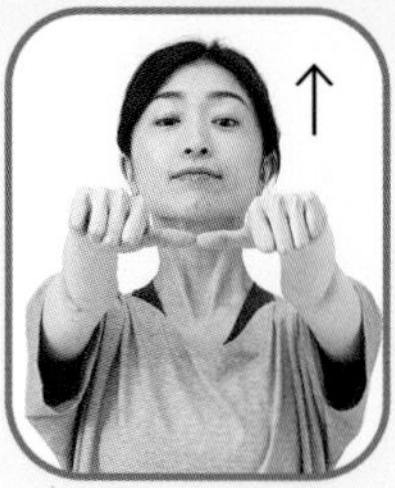

1
頭だけ上へ
30度動かす

⑤はてな

高齢者は両手で行おう！

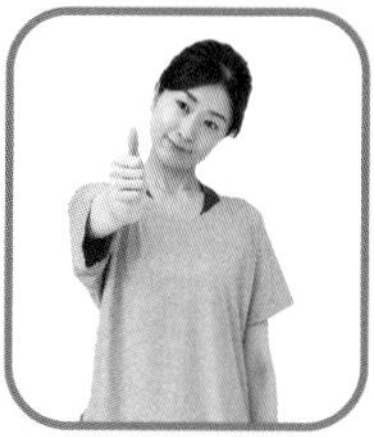

手を組むことで、腕を伸ばしても疲れにくく安定します

10往復（計20回）

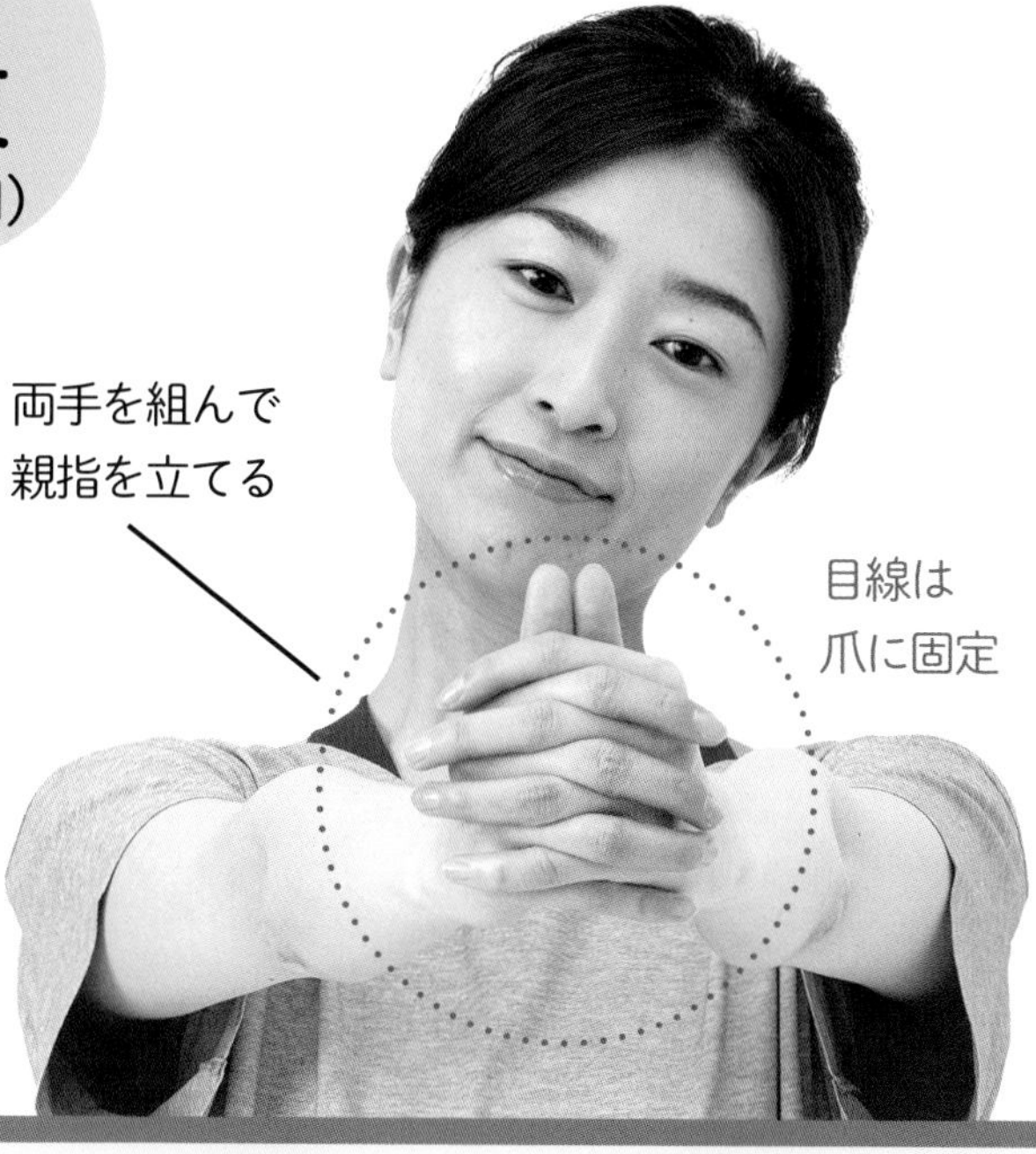

1
頭だけ右へ30度傾ける

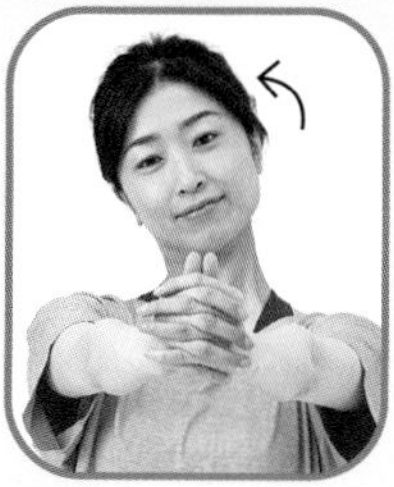

交互に行う

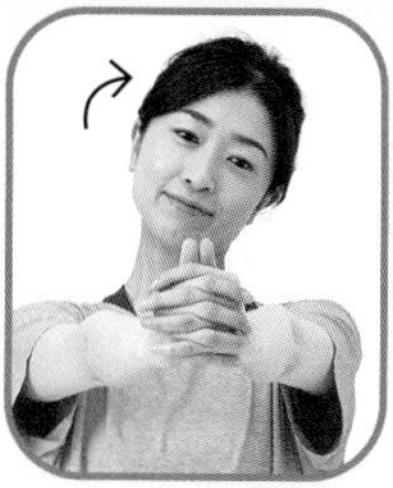

2
頭だけ左へ30度傾ける

立って訓練

立って歩いて、足の裏をしっかり使い、
深部感覚を鍛える訓練です。
同時に下肢の筋力を増強！
立ったとき、歩いたときのふらつきをなくします！

訓練リスト

1. 目を開けて 50歩足踏み 代用訓練
2. 目を閉じて 50歩足踏み 代用訓練
3. つま先立ち 代用訓練
4. 片足立ち 代用訓練
5. つぎ足歩行 代用訓練
6. ハーフターン 代用訓練
7. 立位ジャンプ ヘッドチルト ホッピング 馴化訓練

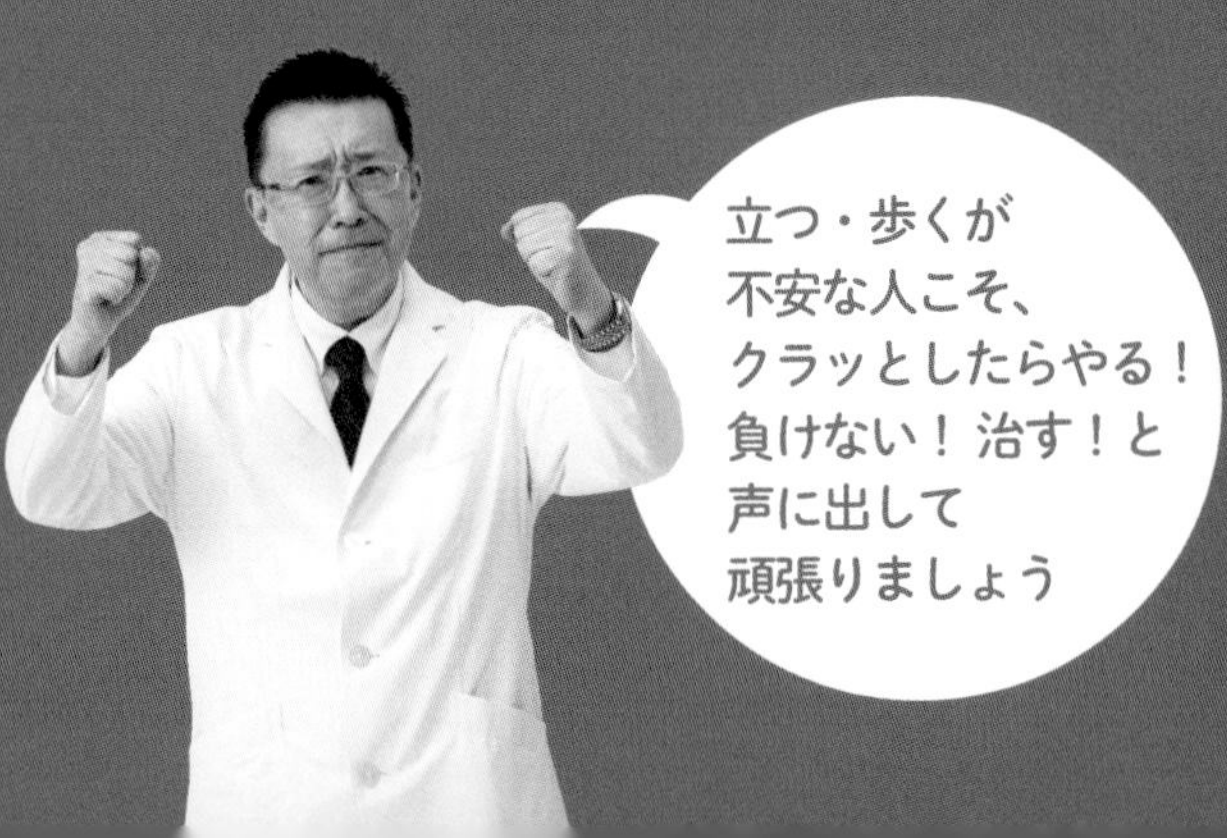
立つ・歩くが
不安な人こそ、
クラッとしたらやる！
負けない！治す！と
声に出して
頑張りましょう

始める前に確認しましょう！

立ち方の基本

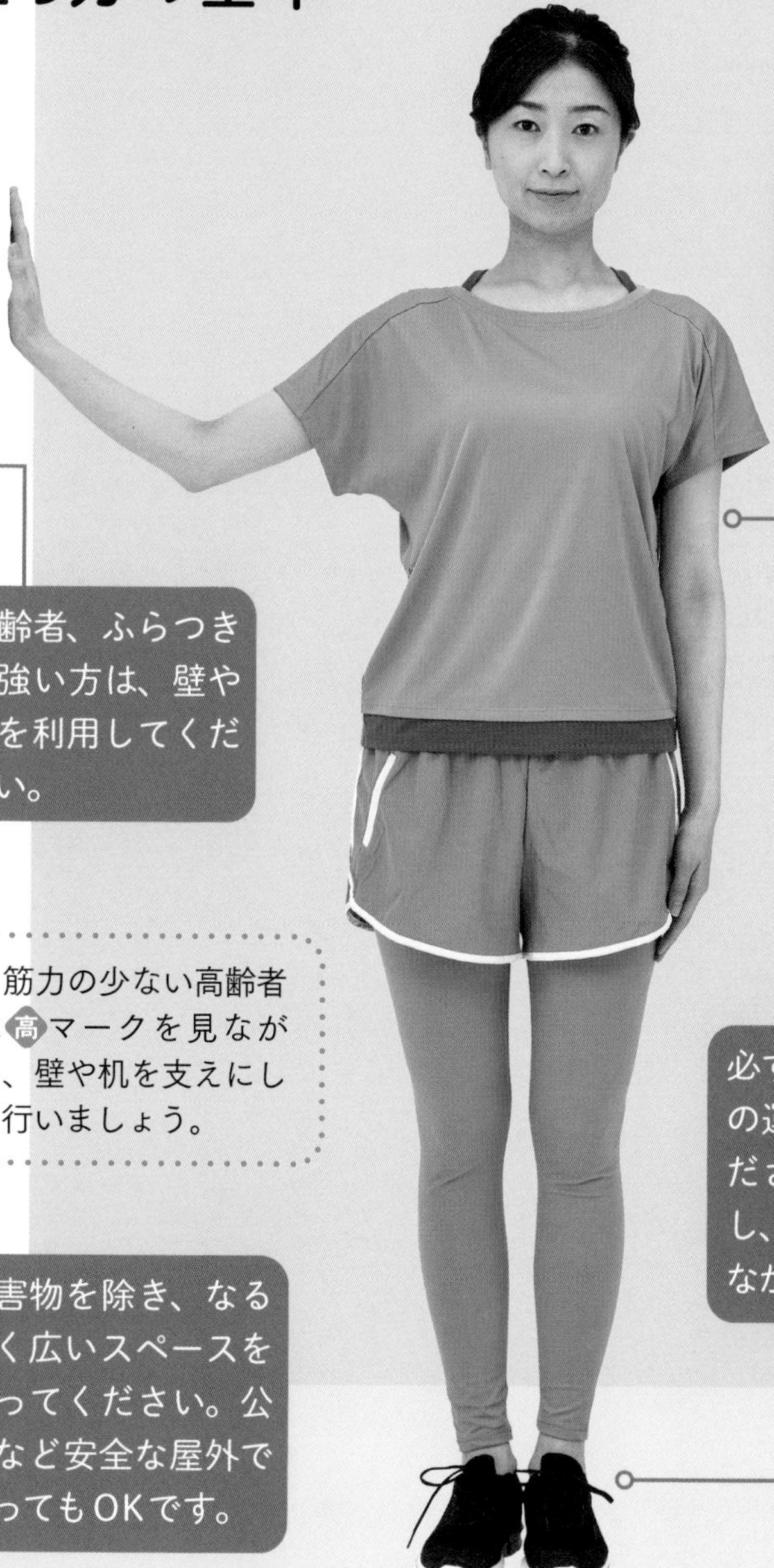

背筋を伸ばしてまっすぐ立ちましょう。

高齢者、ふらつきが強い方は、壁や机を利用してください。

高 筋力の少ない高齢者は高マークを見ながら、壁や机を支えにして行いましょう。

必ずスニーカーなどの運動靴をはいてください。安定感が増し、転倒防止にもつながります。

障害物を除き、なるべく広いスペースを作ってください。公園など安全な屋外で行ってもOKです。

立って訓練 1 代用訓練

目を開けて 50歩足踏み

こんな症状を改善!

□まっすぐ歩けない、暗がりを歩くのが怖い

□外出時にめまいが起こらないか不安

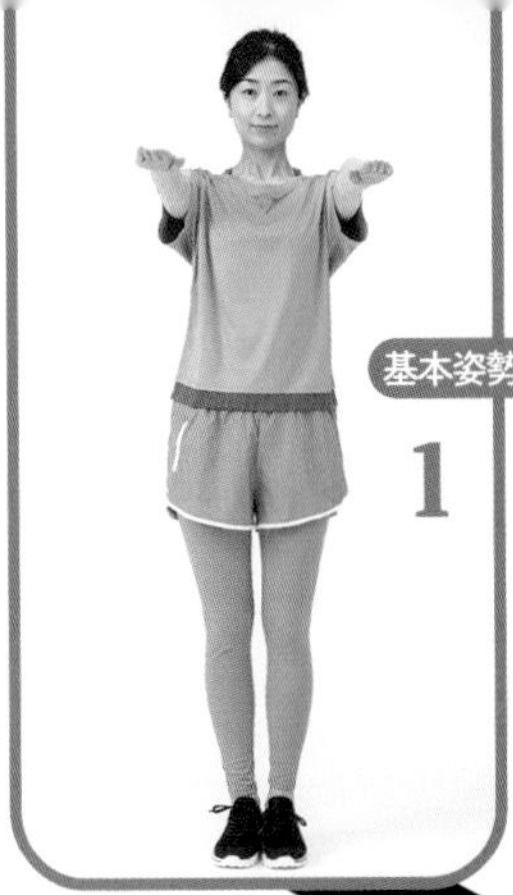

手は
動かさない

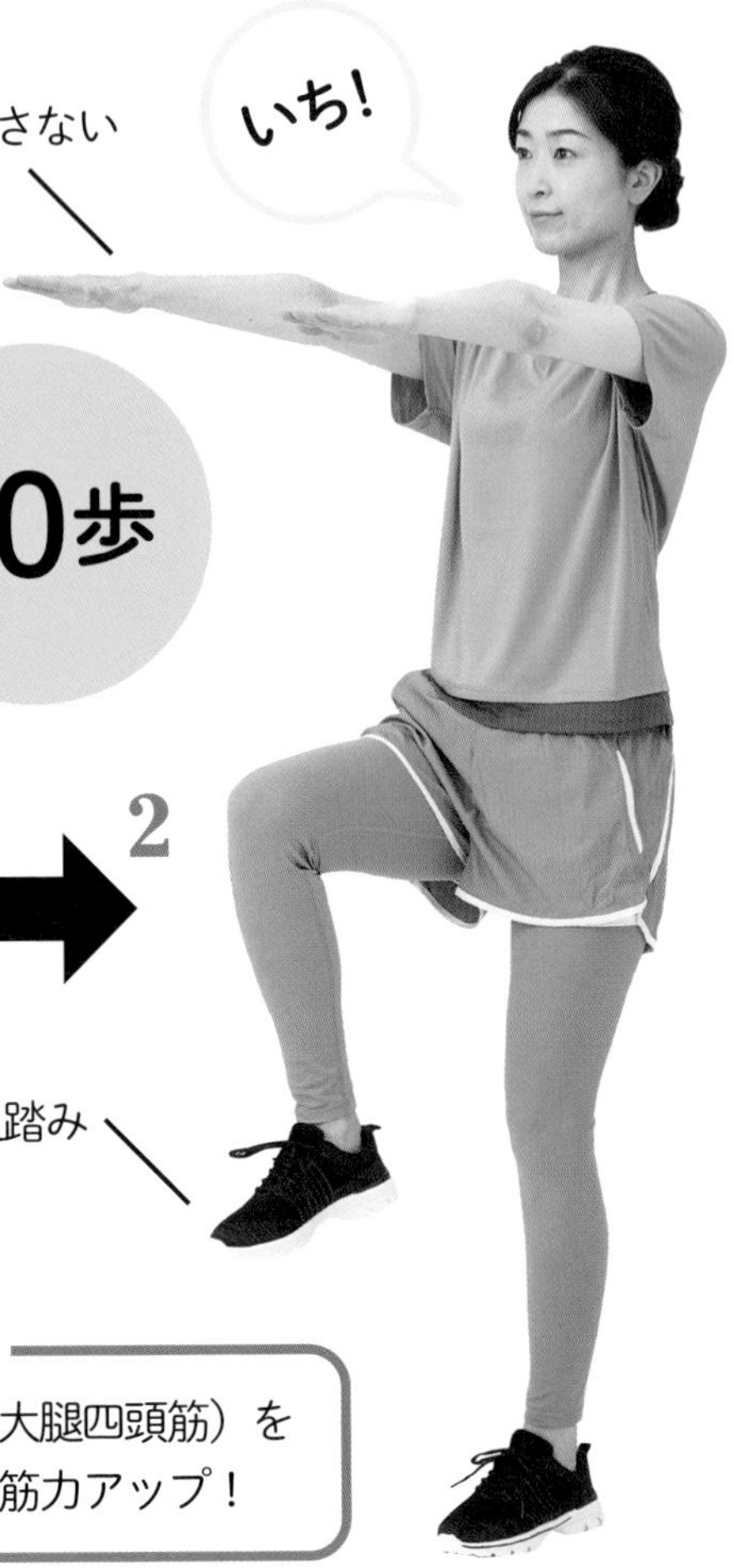

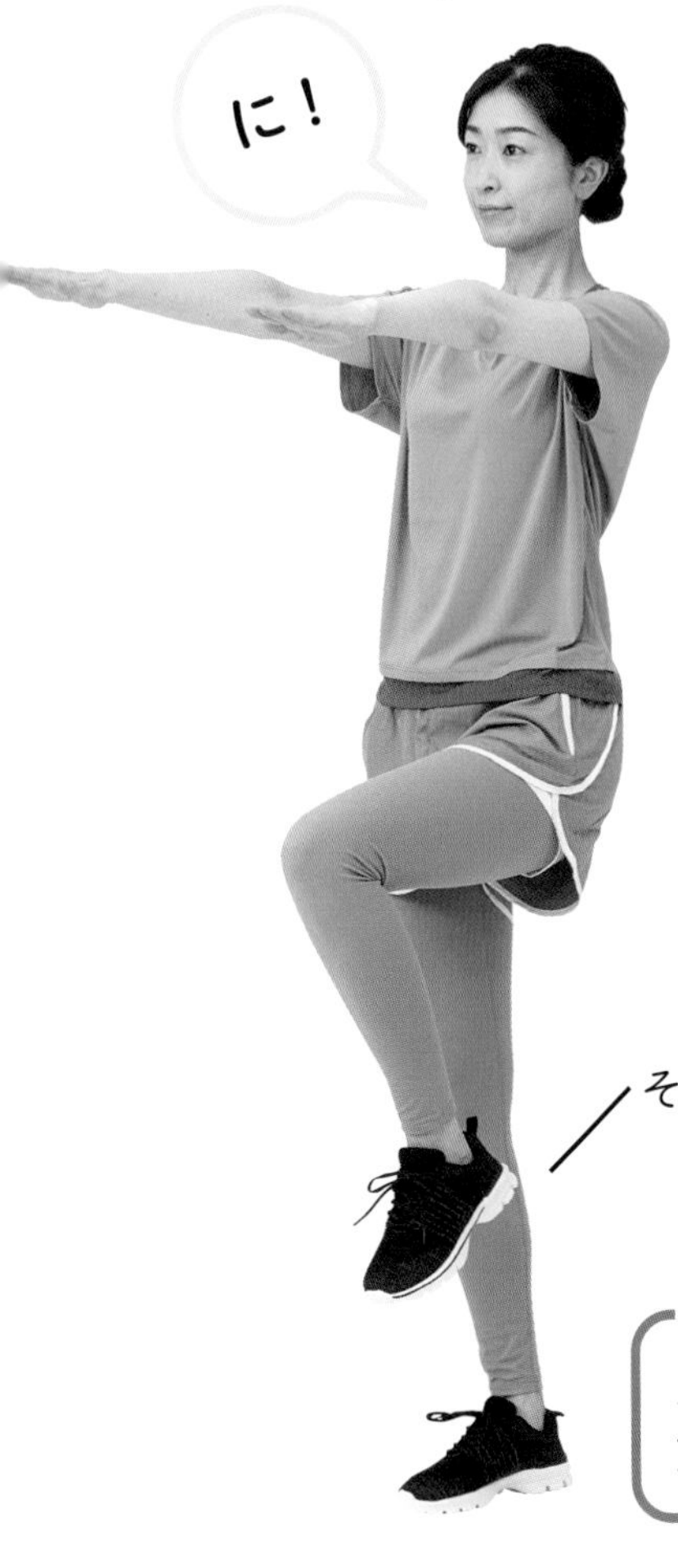

50歩

3 ↔ 2

その場で足踏み

Point

太もも（大腿四頭筋）を
動かして筋力アップ！

やり方

- 両手を肩の高さまで上げ、目を開けてまっすぐ伸ばす。
- その場で、2右⇄3左と足踏みをする。1から50歩まで大きな声で数える。
※高齢者は転倒防止のため、壁や机を支えに行うと安心。

高 高齢者は壁や机に両手をついて行う

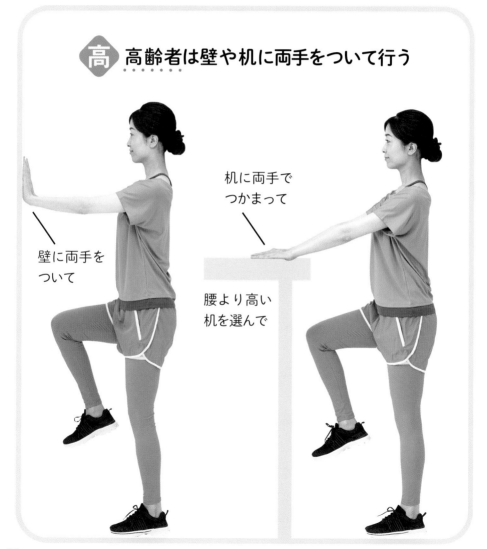

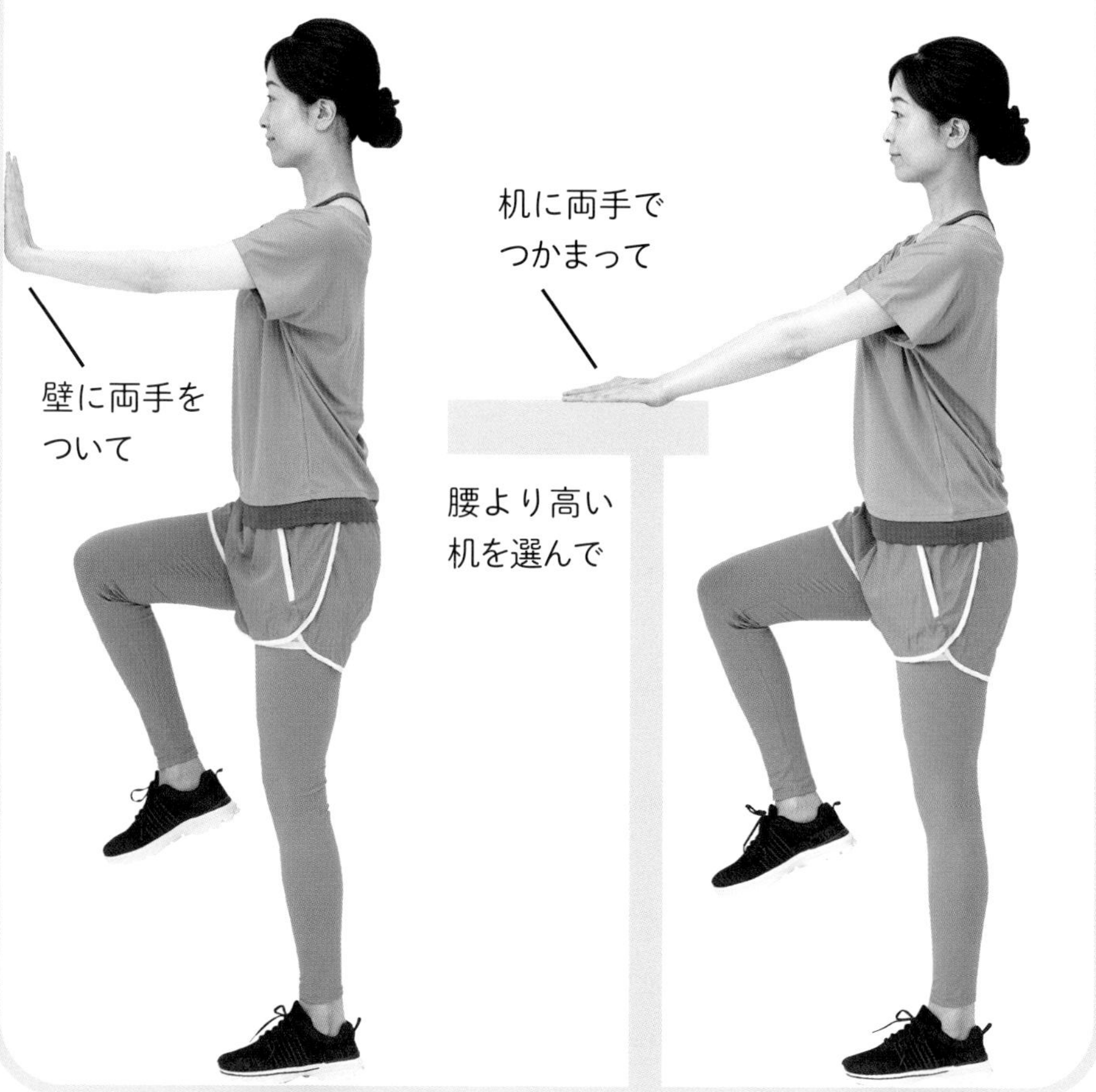
壁に両手を
ついて
机に両手で
つかまって
腰より高い
机を選んで

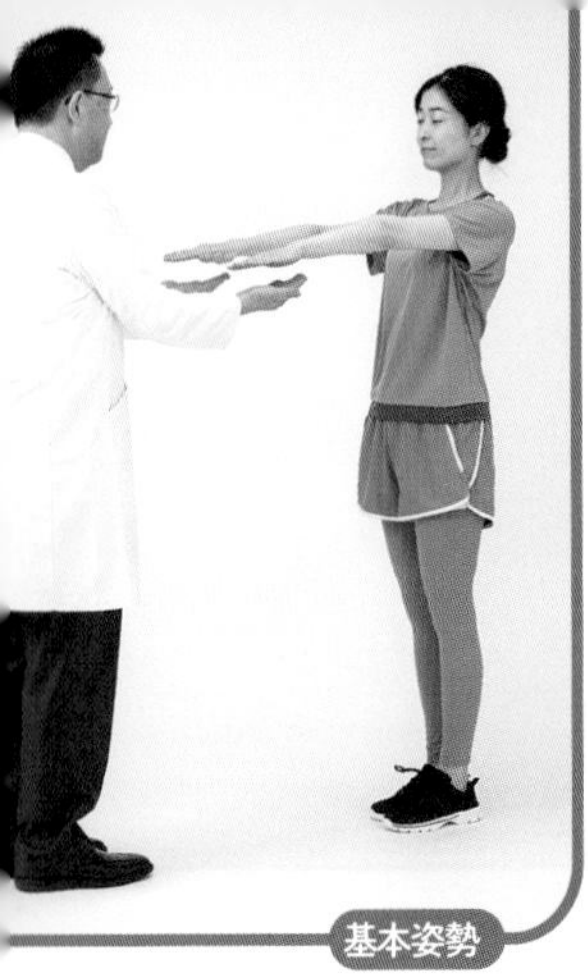

基本姿勢

立って訓練 2 代用訓練

目を閉じて 50歩足踏み

こんな症状を改善!

□まっすぐ歩けない、暗がりを歩くのが怖い

□外出時にめまいが起こらないか不安

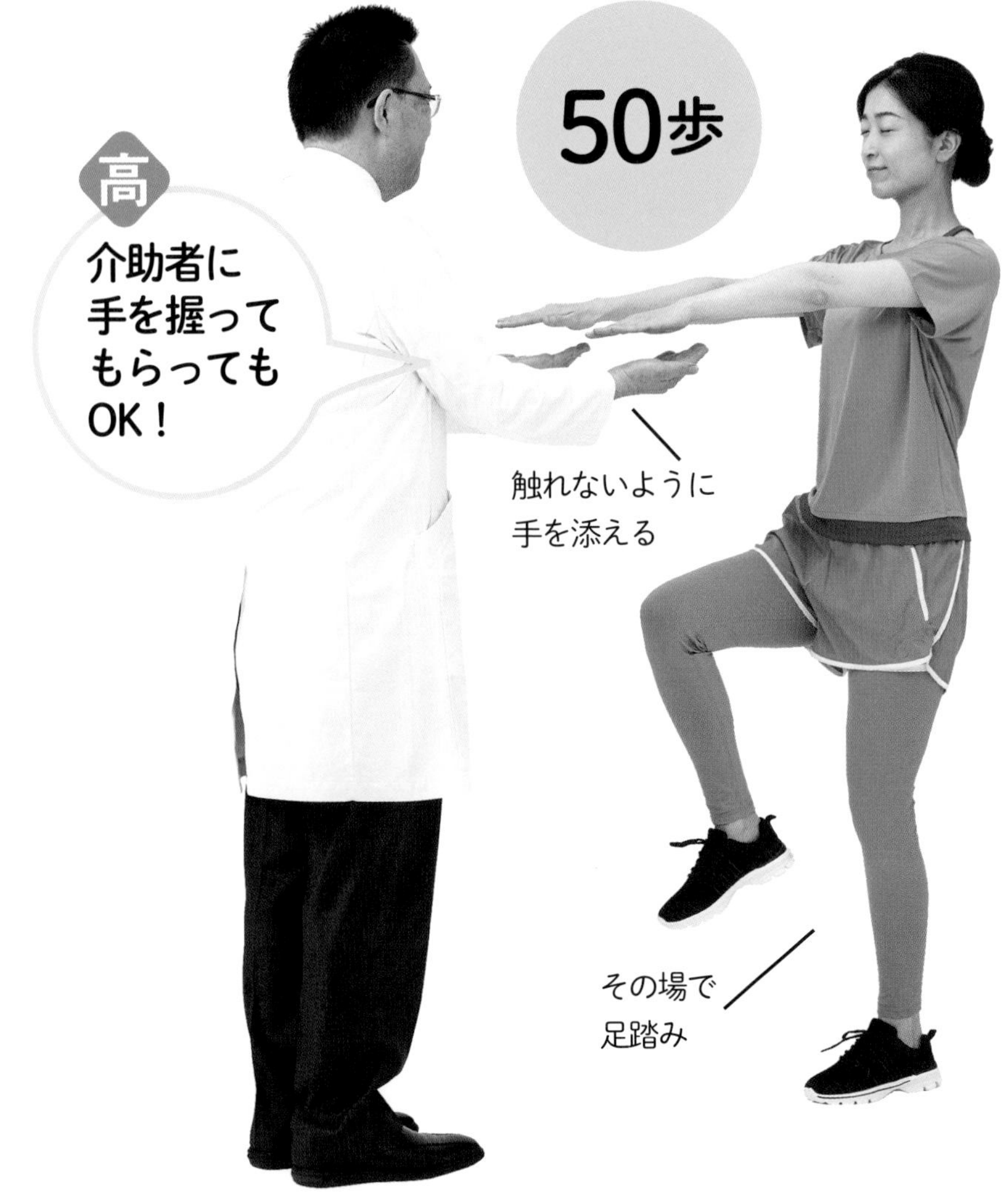
50歩
高
介助者に手を握ってもらってもOK!
触れないように手を添える
その場で足踏み

やり方

- 両手を肩の高さまで上げてまっすぐ伸ばし、目を閉じる。転倒防止のため、介助してくれる人と一緒に行うのが理想的。

- 介助者は正面に立ち、足踏みする人の手の下に触れないように手を添える。危険を感じたら手を握って支える。

- その場で足踏みをする。1から50歩まで大きな声で数える。

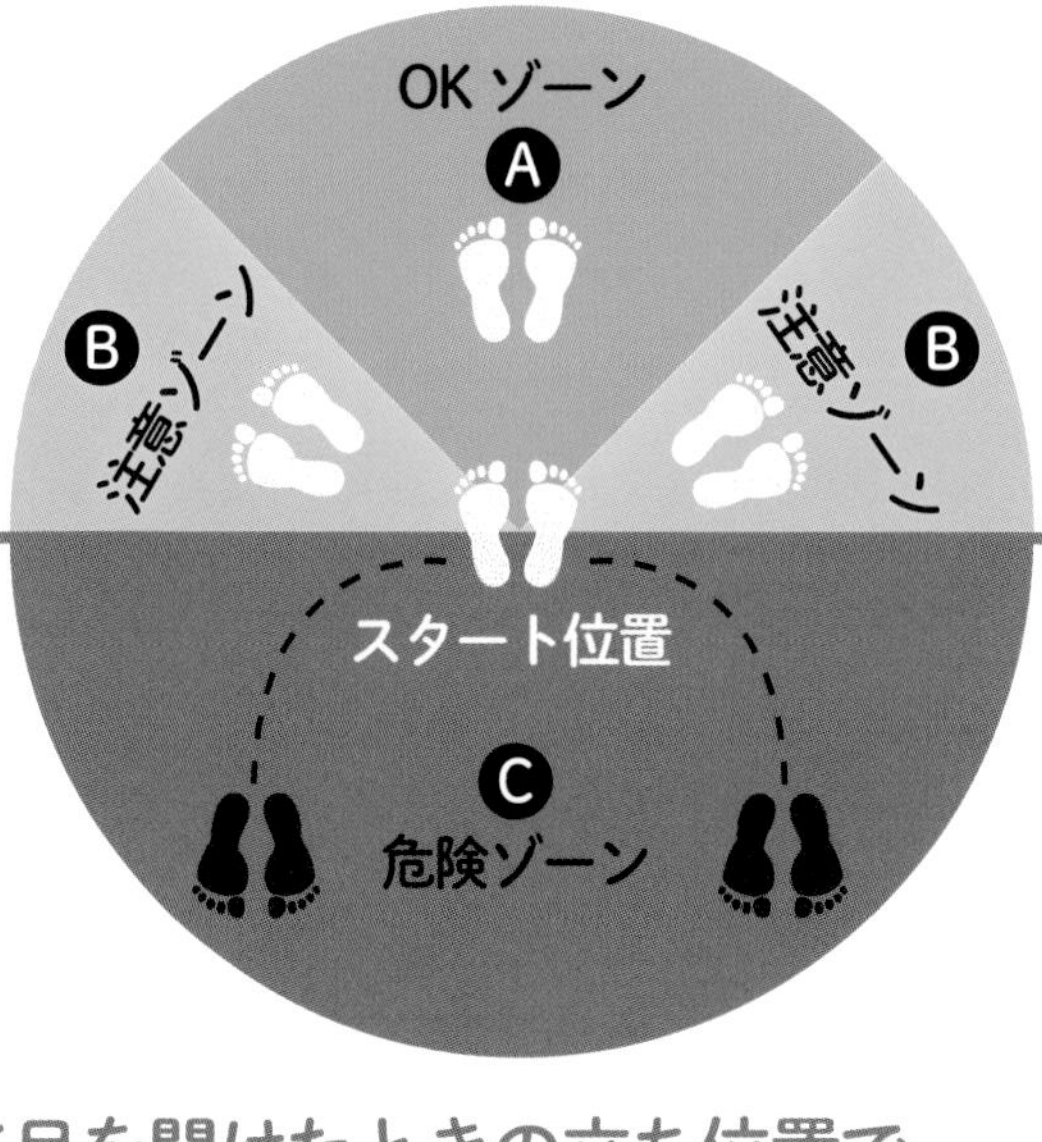

Point

終わって目を開けたときの立ち位置で、その日の危険度がわかる。

Ⓐ 正面から左右45度未満 → 外出や運転をしても、ほぼ大丈夫

Ⓑ 正面から左右45～90度 → 近所への外出は大丈夫

Ⓒ 正面から左右90度を超える → 外出は控えて

立って訓練 ③ 代用訓練

つま先立ち

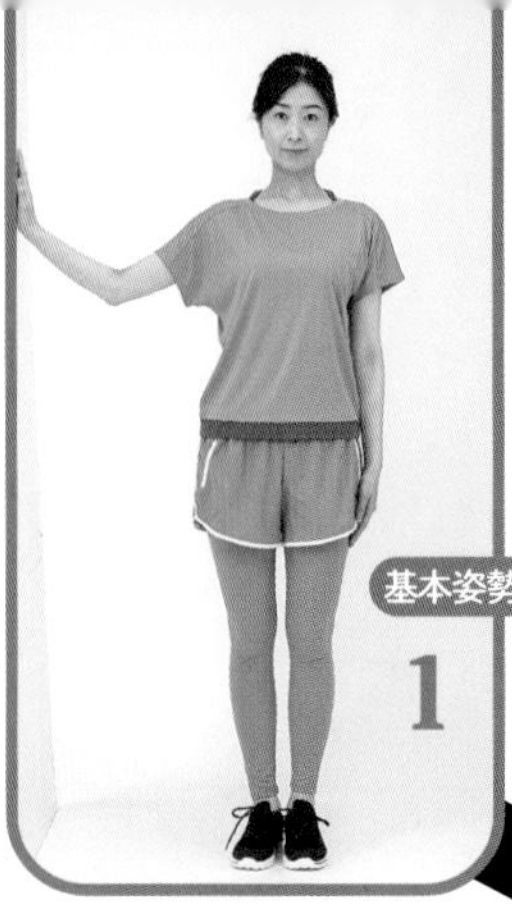
基本姿勢
1

こんな症状を改善!

□立ち上がったときにクラッとする

□歩くときにふらつく

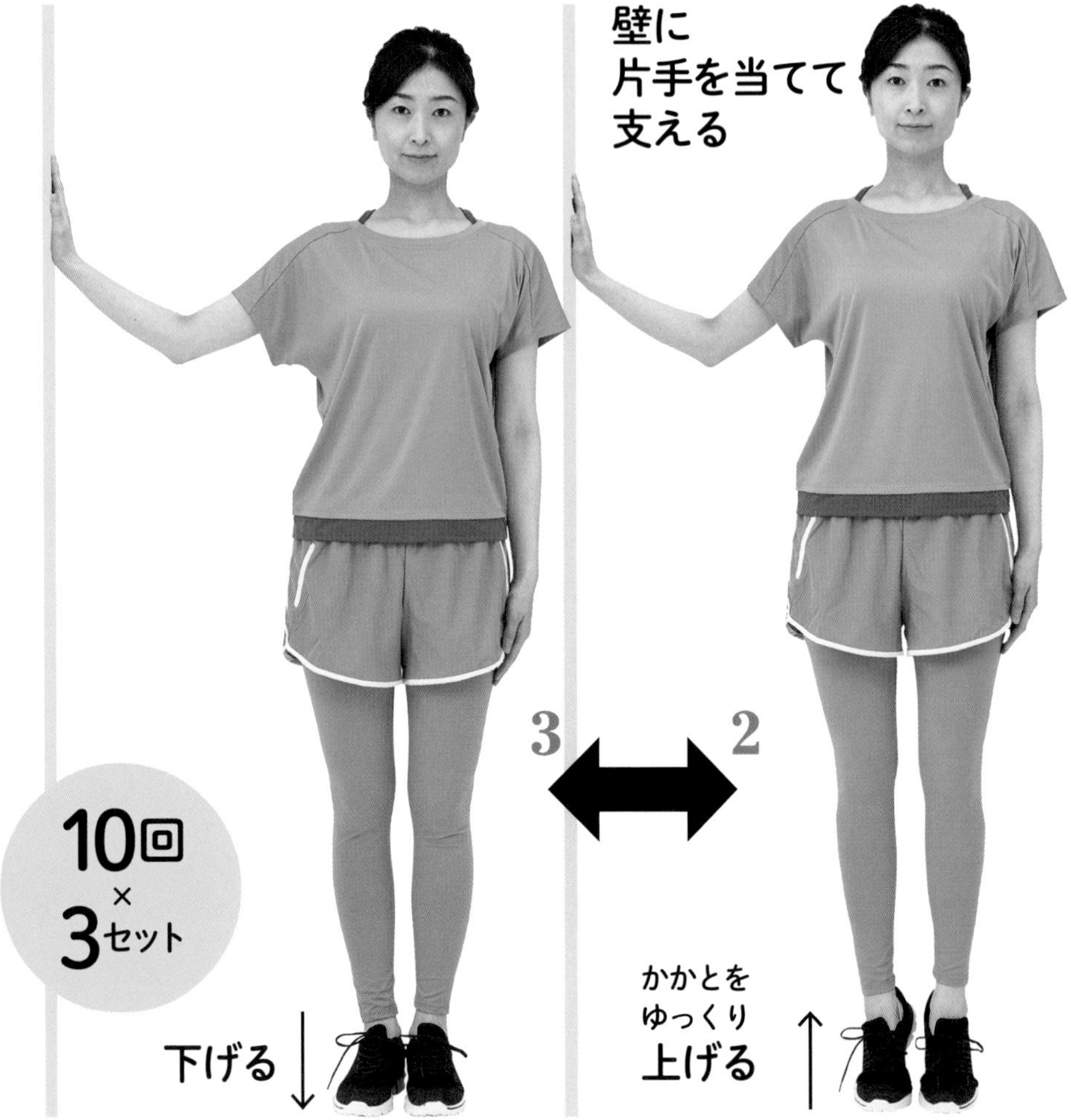
壁に
片手を当てて
支える
3
2
10回
×
3セット
下げる
かかとを
ゆっくり
上げる

やり方

- 壁に片手を当て、背筋をまっすぐ伸ばして立ち、目線はまっすぐ前を見る。支えがなくてもできる人は、壁なしで行う。
- 壁に当てた手で体を支えながら、かかとを上げ下げする。1秒間に1回のリズムで、1から10回まで大きな声で数える。

高 高齢者は机に両手でつかまって

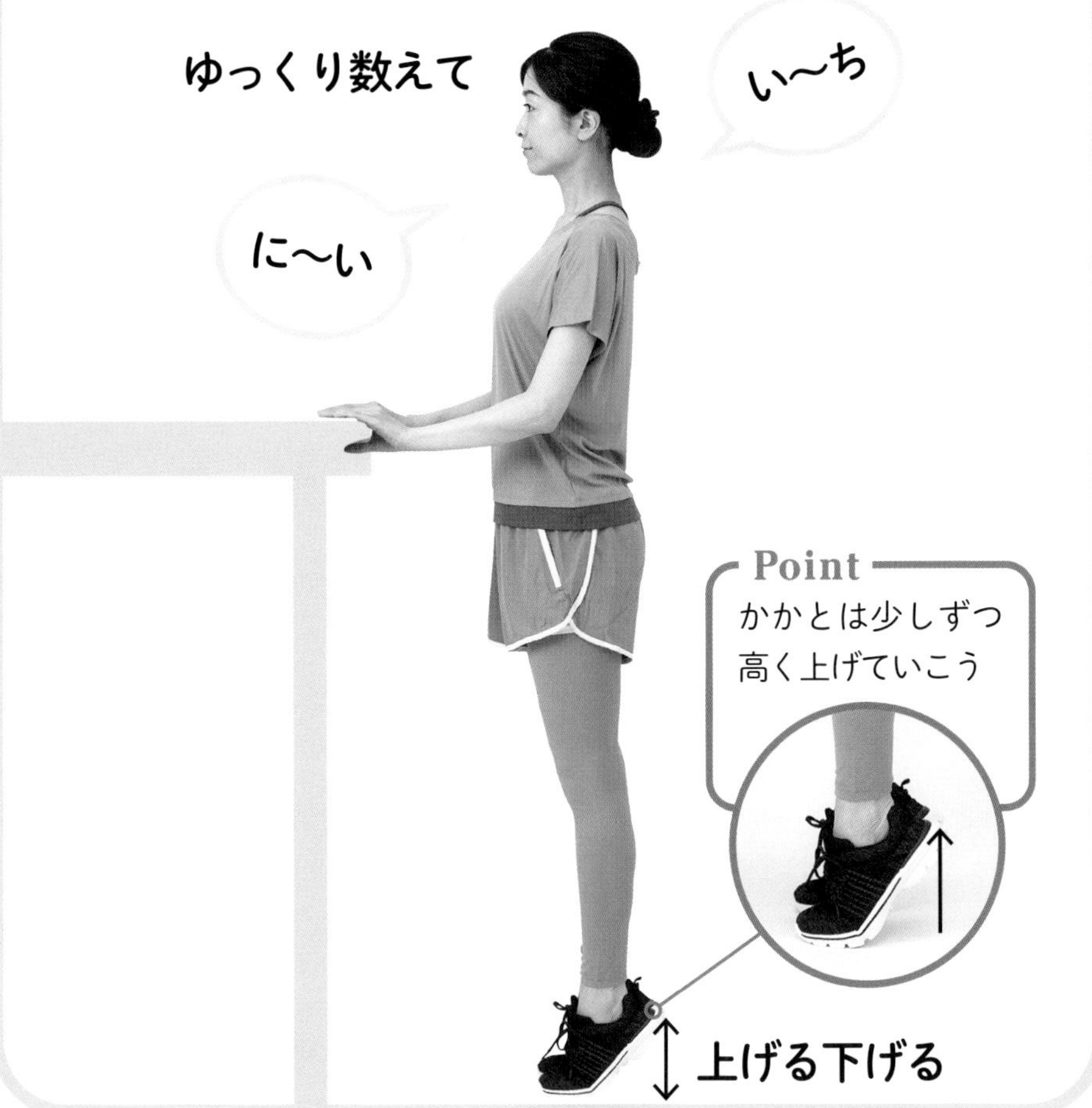
ゆっくり数えて
い〜ち
に〜い
Point
かかとは少しずつ
高く上げていこう
上げる下げる

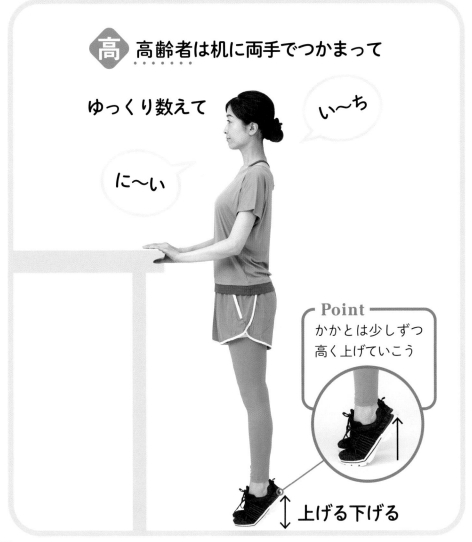

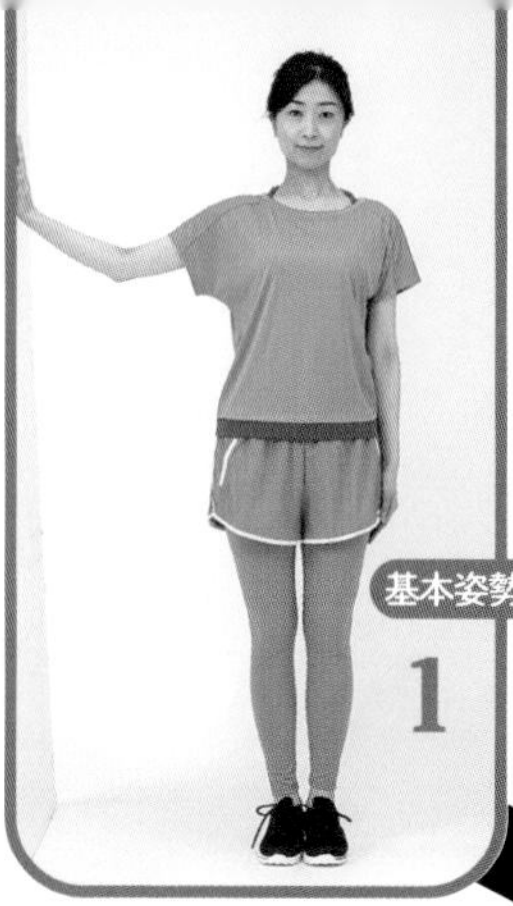
基本姿勢
1

立って訓練④ 代用訓練

片足立ち

こんな症状を改善！

□立ち上がったときにクラッとする

□歩くときにふらつく

壁に片手を当てて支える

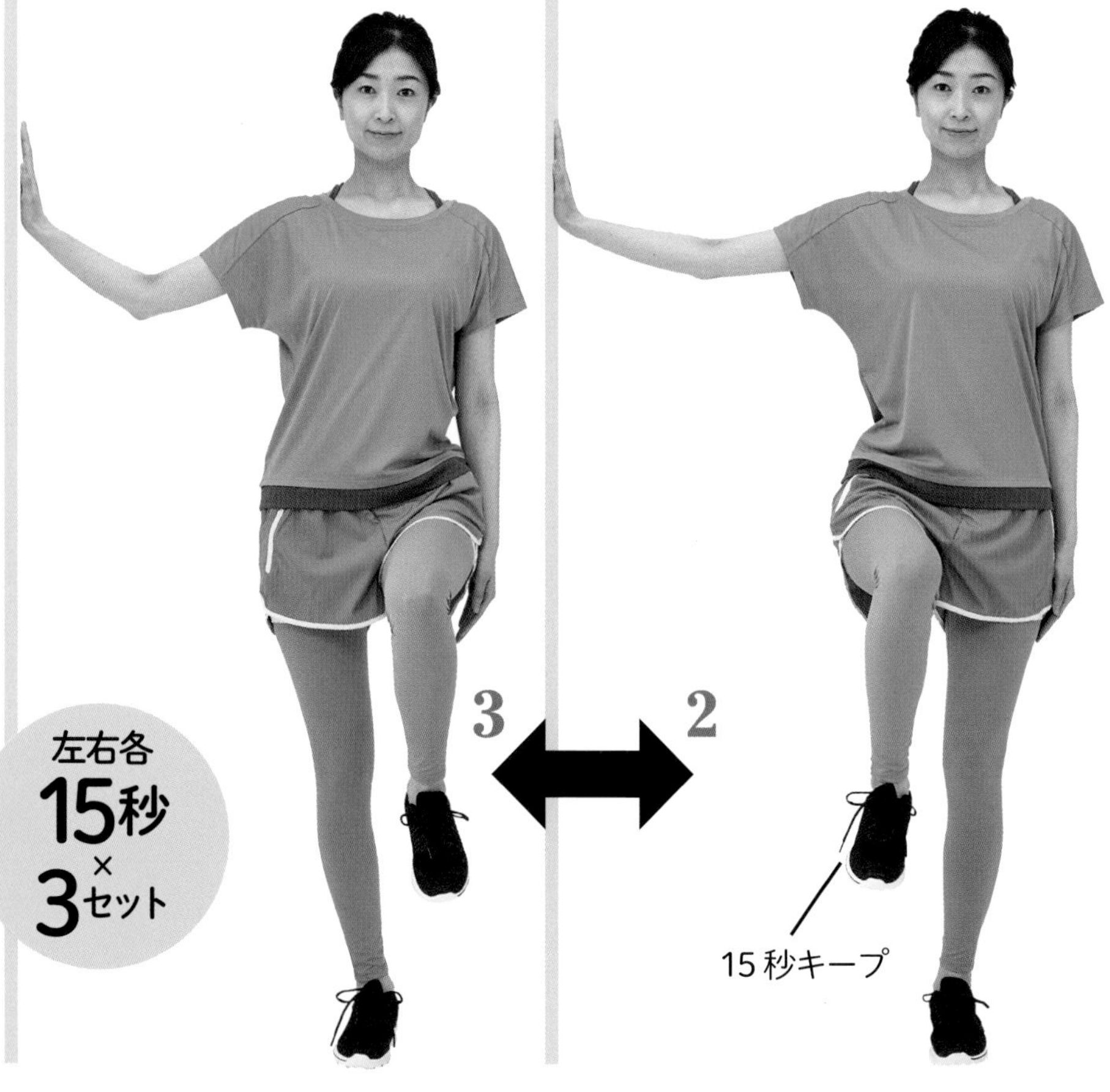
左右各
15秒
×
3セット
3
2
15秒キープ

やり方

- 壁に片手を当て、背筋をまっすぐ伸ばして立ち、目線はまっすぐ前を見る。
- 壁に当てた手で体を支えながら、右足を上げて大きな声で15秒数えて下ろす。同様に左足を上げて15秒数えて下ろす。これを3セット繰り返す。

高 高齢者は机につかまって

Point
やりにくい足がどちらか見極めて多めにやろう！
い〜ち、に〜い、さ〜ん…
左右各10秒×3セット

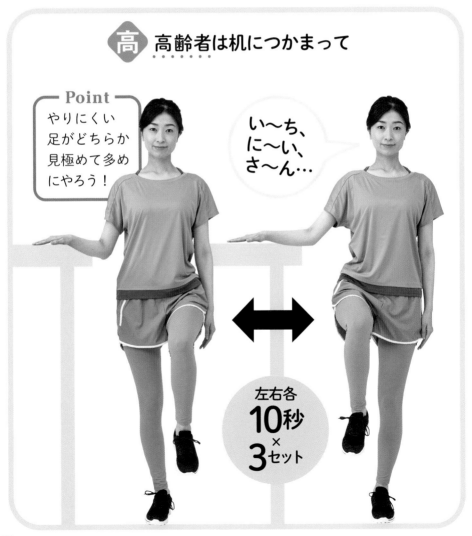

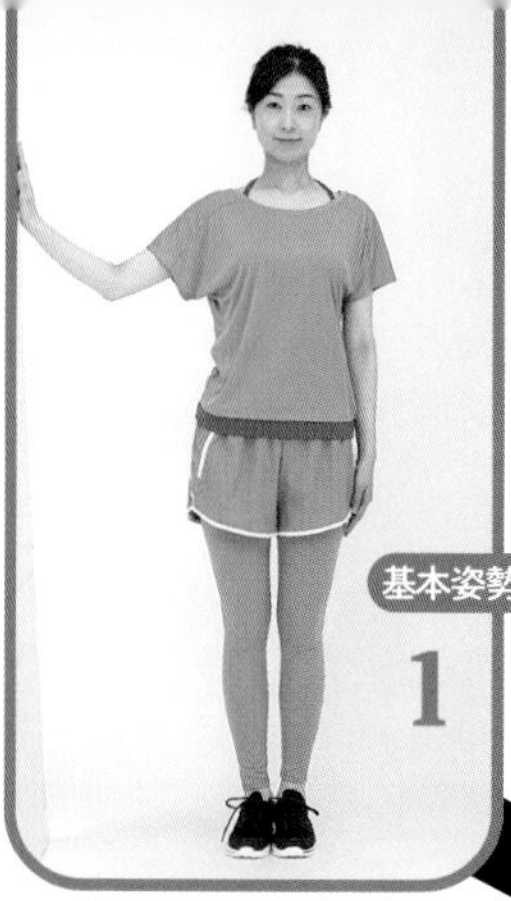

立って訓練 ⑤ 代用訓練

つぎ足歩行

こんな症状を改善！

□家でもつかまり歩き

□近所へも不安で外出できない

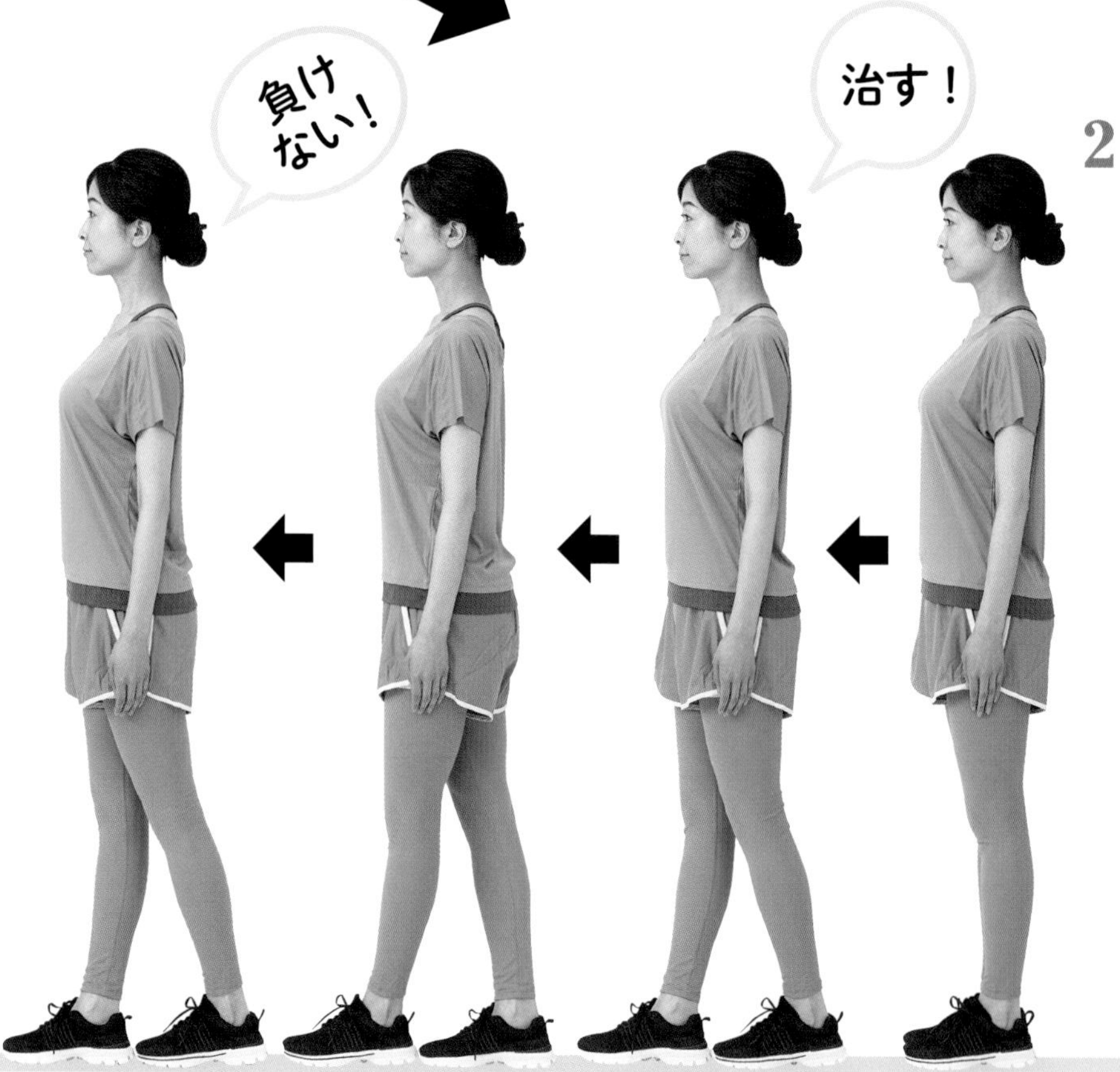

Point

前に出した足のかかとを、後ろ足のつま先にくっつけながら前進

やり方

- 壁にしっかり右手を当て、背筋を伸ばしてまっすぐ立つ。目線はまっすぐ前を見る。

- 右足を１歩前に出し、左足のつま先にかかとをつける。これを左右交互に繰り返し、5m 進む。「治す！」「負けない！」とかけ声をしながら歩こう。

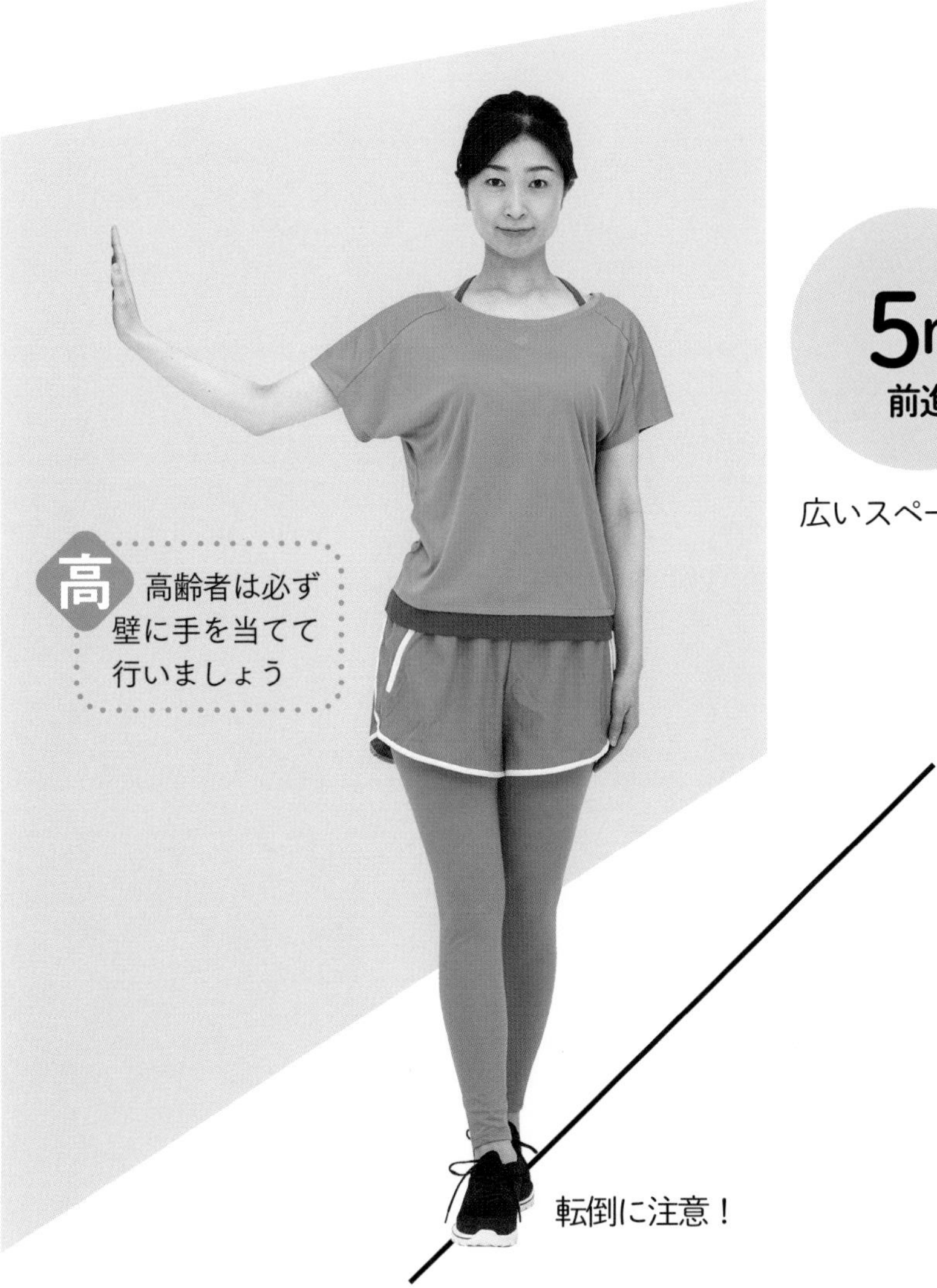
高
高齢者は必ず
壁に手を当てて
行いましょう
転倒に注意！

5m
前進

広いスペースで行う

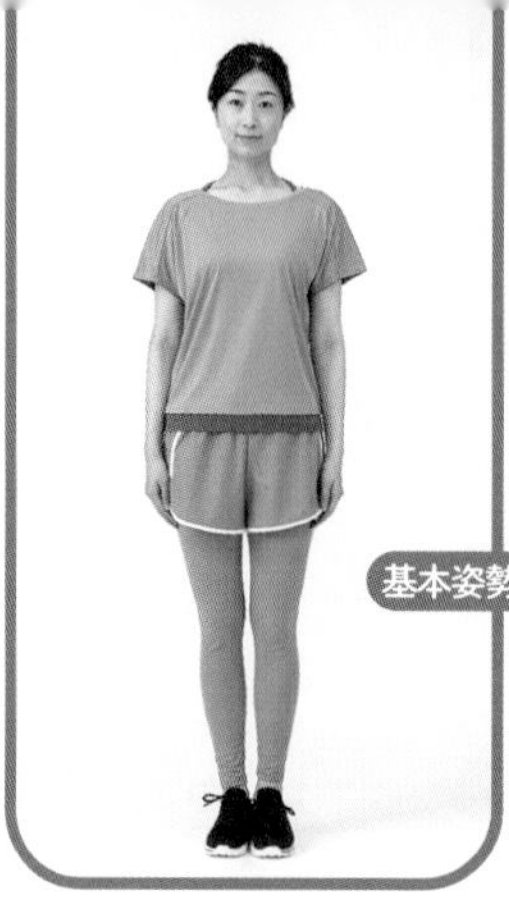

基本姿勢

立って訓練 6 代用訓練

ハーフターン

こんな症状を改善!

□角を曲がったり方向転換するときにクラッとする

□らせん階段でクラクラする

右回り3回

左回り3回

右回りの場合

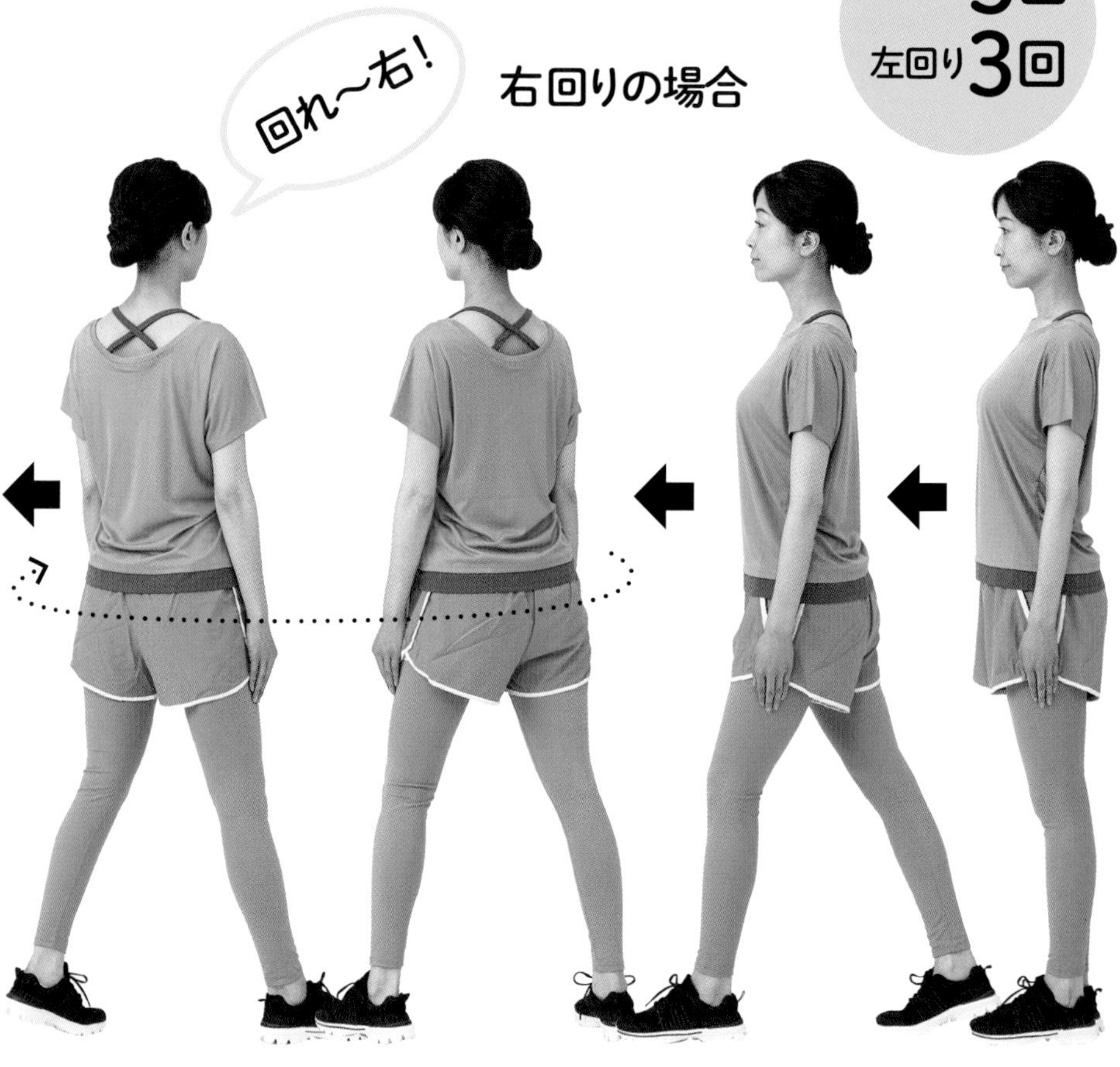

1 まっすぐ立つ

2 左足を1歩前に出す

3 右にくるっと回る

やり方

- 右回りから下の1～5のやり方に従って行う。左回りは、右足を前に出し、左にくるっと回ること。1～5を声に出して行おう。転倒防止のため、壁の近くなどで行うのがおすすめ。
- 右回りは「回れ～右！」、左回りは「回れ～左！」をイメージして行い、左右それぞれ続けて3回ずつ行う。

Point
ターンのときに体の軸が傾くほうを多めにやろう

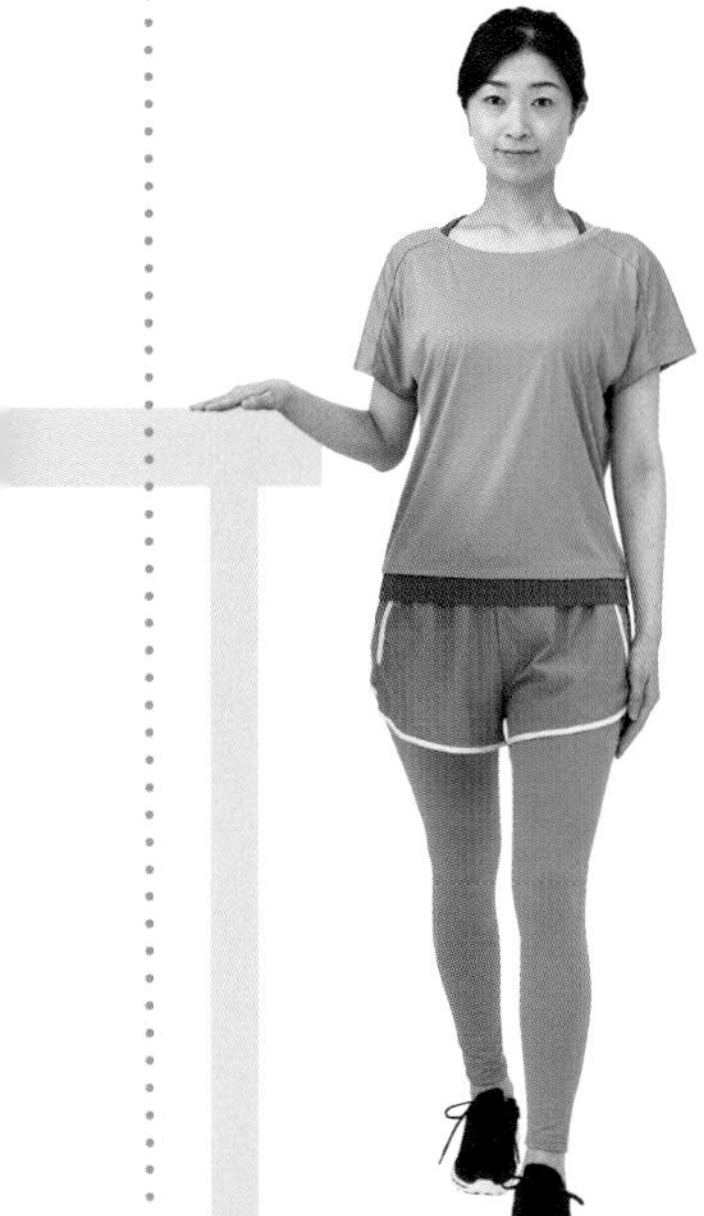

高 高齢者は机や家具につかまり、ゆっくり回ろう

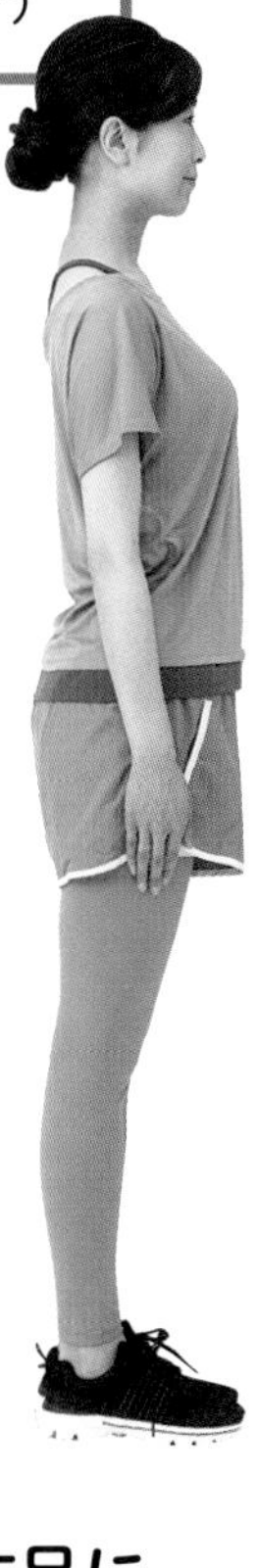

5 右足にそろえる

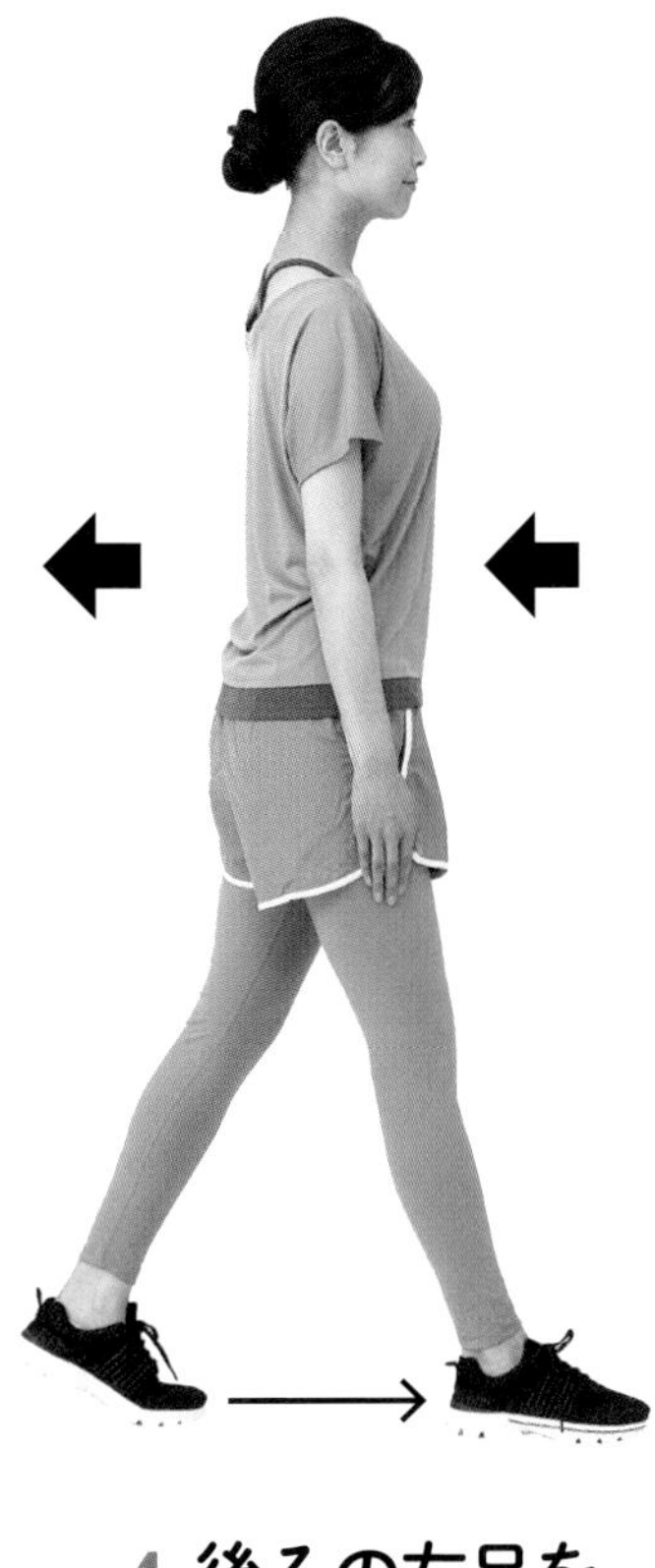

4 後ろの左足を前に戻す

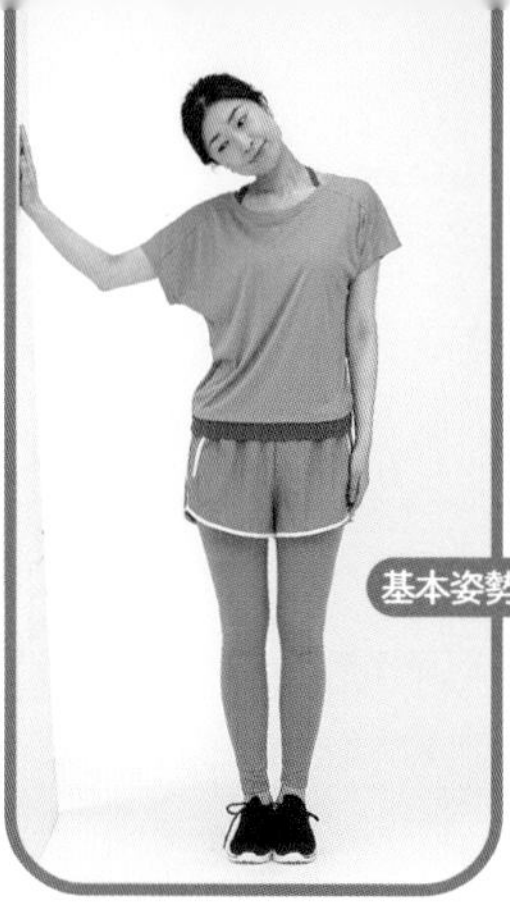

立って訓練 ⑦ 馴化訓練

立位ジャンプ ヘッドチルト ホッピング

こんな症状を改善!

□外側半規管型 BPPV クプラ型の症状に

□繰り返す良性発作性頭位めまい症に

□エプレ法（P88・90）をしても改善しない

※医師の診察後に行うのが理想。

1

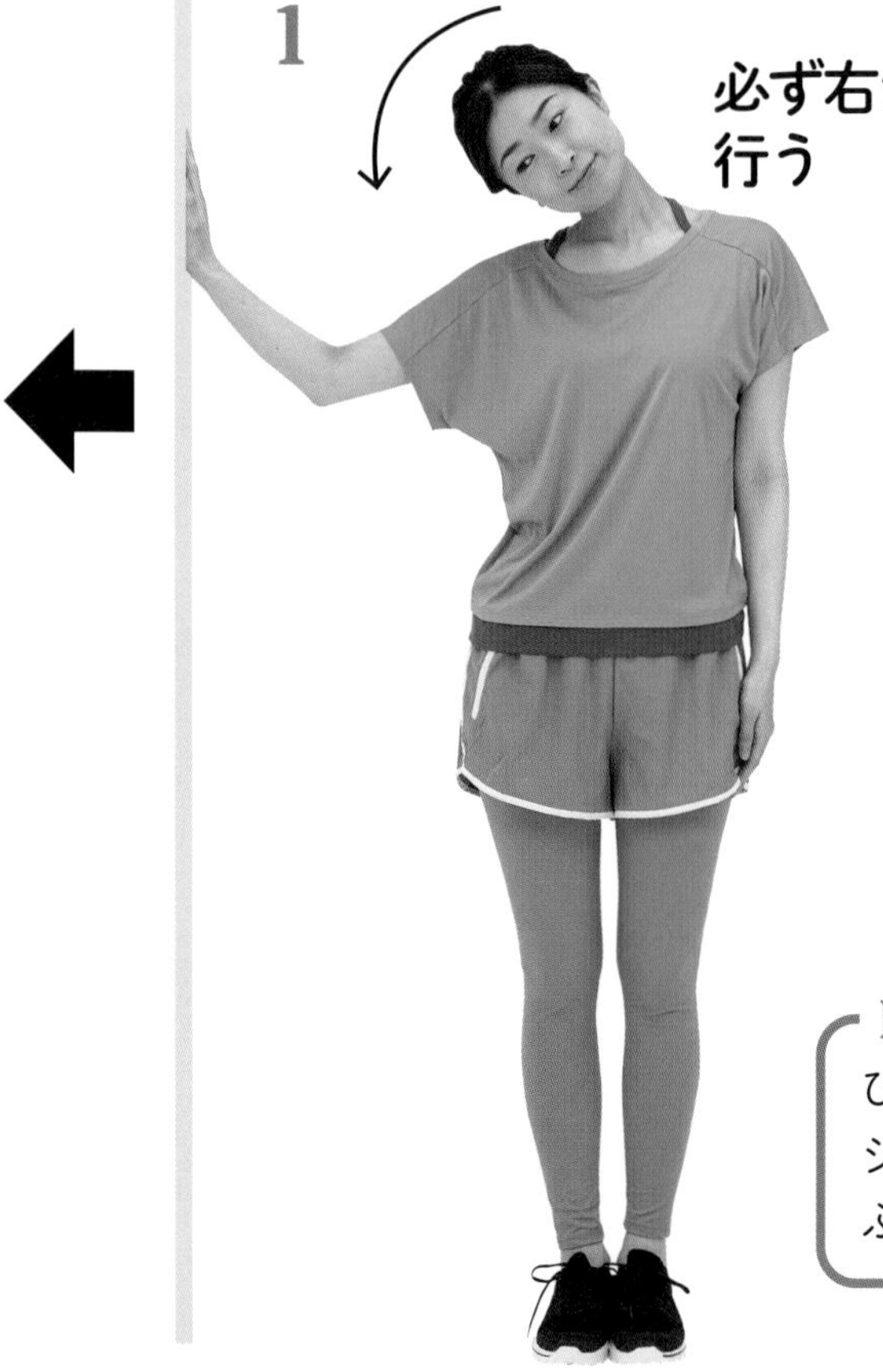

必ず右から行う

左右各 10回

壁に手を当てて支える

Point

ひざや腰が悪い人は、ジャンプしないで頭をふるだけでOK

やり方

- 右手を壁に当て、頭を右側に傾ける。左足を軽く曲げ、右足で上下に10回ジャンプしながら頭を右にふる。同様に左も行う。左右ともに行うことが大事！

- 外側半規管型BPPV（良性発作性頭位めまい症）のクプラ型（P109）の症状を改善させる訓練。座位（P56）で行うよりも、耳石を半規管に移行させる効果が高い。

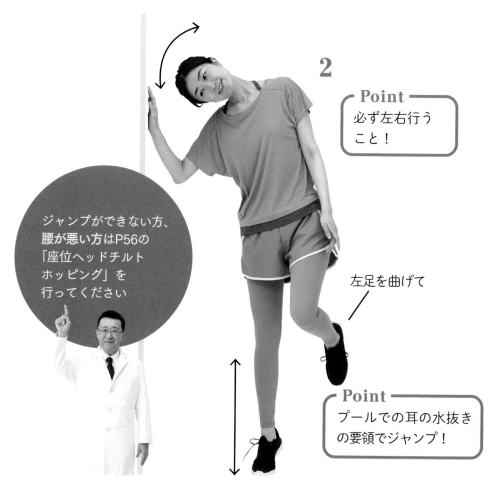

Point
必ず左右行うこと！

ジャンプができない方、**腰が悪い方**はP56の「座位ヘッドチルトホッピング」を行ってください

Point
プールでの耳の水抜きの要領でジャンプ！

※奈良県立医科大学附属病院 山中敏彰先生考案のリハビリ体操の改良版。

寝て訓練

ここからは、寝たり起き上がったりしながら
ずれてしまった耳石を耳石器に戻す訓練です。
特に良性発作性頭位めまい症〈BPPV〉（P107）に
有効です！

訓練リスト

① 寝返り　馴化訓練

② エプレ法　耳石置換法

右耳が悪い場合
左耳が悪い場合

BPPV 改善訓練　特別レッスン

③ グフォーニ法　耳石置換法

④ 逆グフォーニ法　耳石置換法

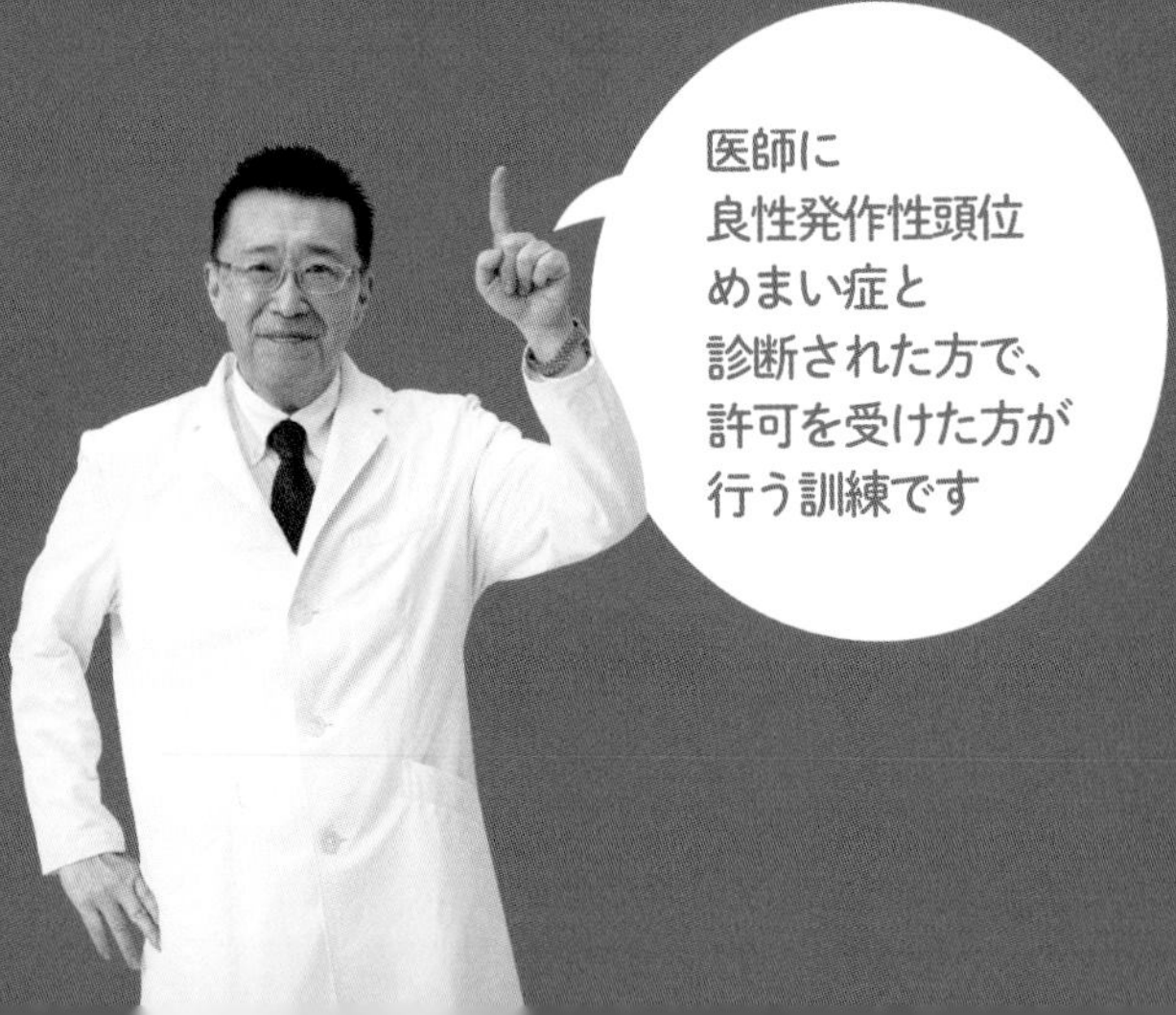
医師に
良性発作性頭位
めまい症と
診断された方で、
許可を受けた方が
行う訓練です

始める前に確認しましょう！

横になり方の基本

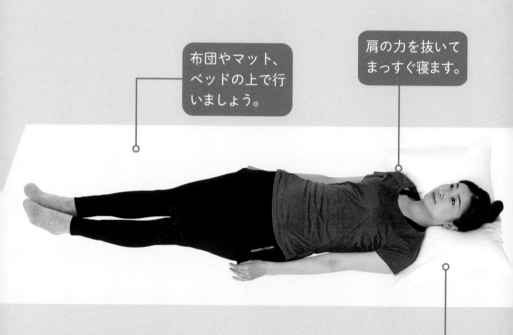

布団やマット、ベッドの上で行いましょう。

肩の力を抜いてまっすぐ寝ます。

腰や首が悪い人は無理のない姿勢で、できる範囲で行ってください。

枕を用意してください。訓練に合わせて枕の位置を調節して使います。首が悪い人は高めの枕でも OK です。

良性発作性頭位めまい症の方で左右どちらの耳が悪いかわからない場合は、「❶ 寝返り」のみ行ってください。

寝て訓練 1 馴化訓練

寝返り

基本姿勢

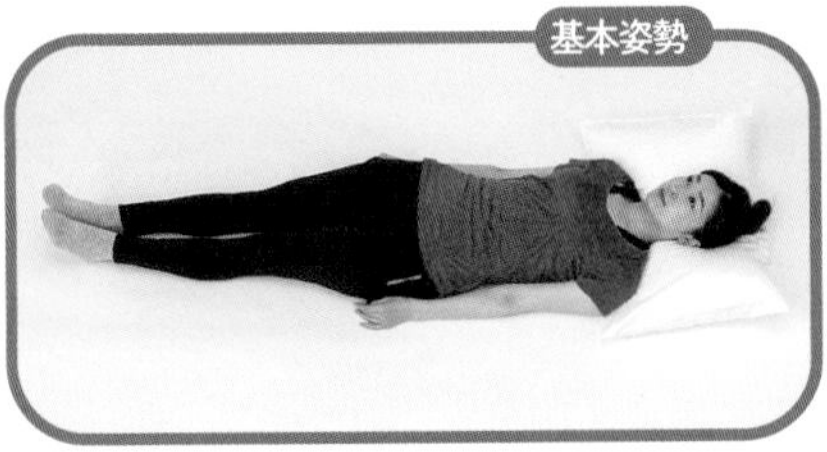

こんな症状を改善!

□寝返りするのが怖い

□外側半規管型 BPPV のカナル型・クプラ型(P109)に対応

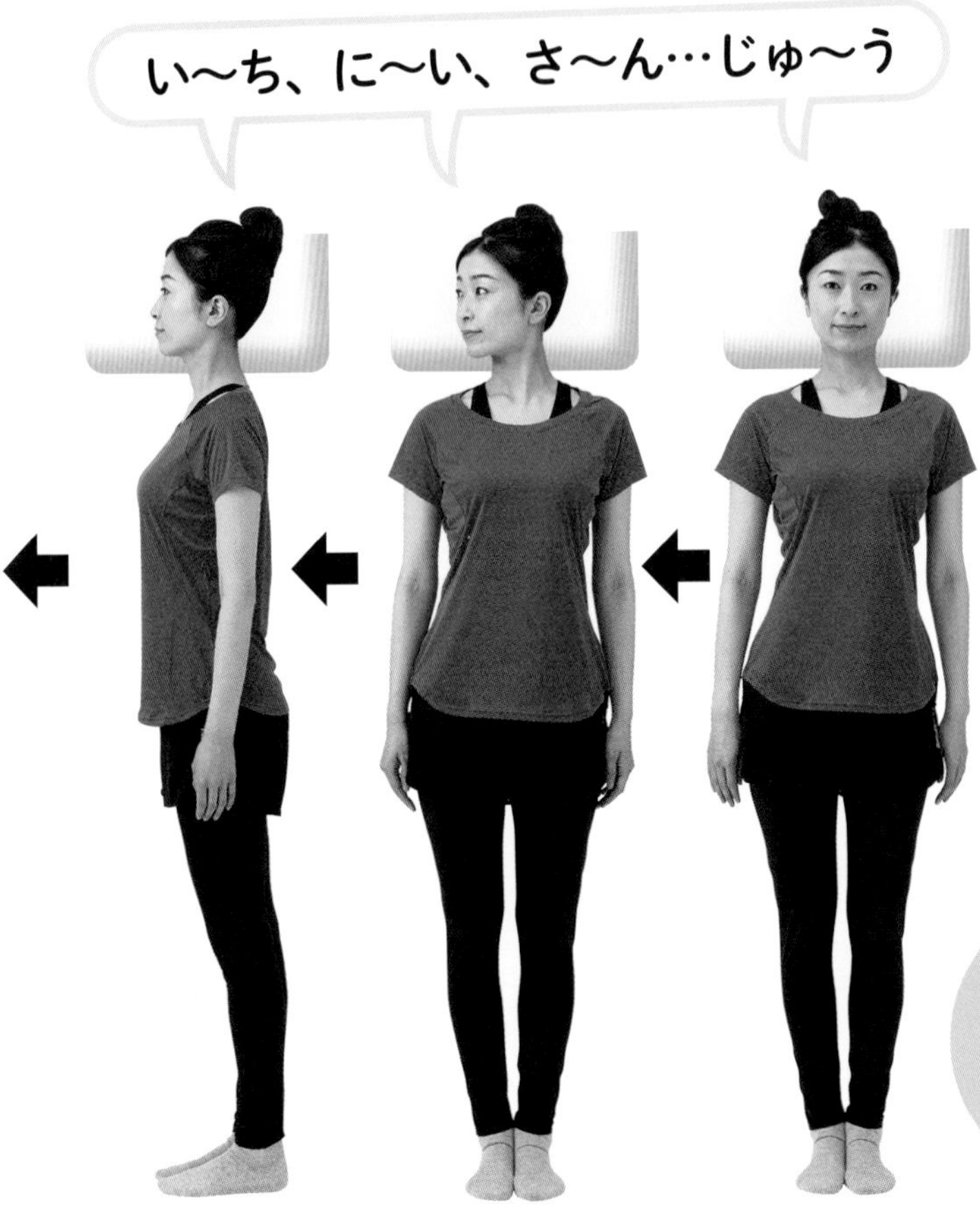

Point
各動作ごとに大きな声で各10 秒ゆっくり数える

Point
必ず右から行うこと！

1回
3セット
×
1日3回

1 あおむけに寝る

2 顔だけ右に向ける

3 体全体を右に向ける

やり方

- 下の1〜7のやり方に従って行う。それぞれ、大きな声でゆっくり10秒数えてから次の動作へ。必ず右向きから始めること。1日1回からスタートし、慣れたら起床時・就寝直後・眠るときの3回行う。
- 腰が悪い人は12457、首が悪い人は13467だけでOK。
- 良性発作性頭位めまい症と診断され、左右どちらの耳が悪いかわからない方におすすめ。

い〜ち、に〜い、さ〜ん…じゅ〜う

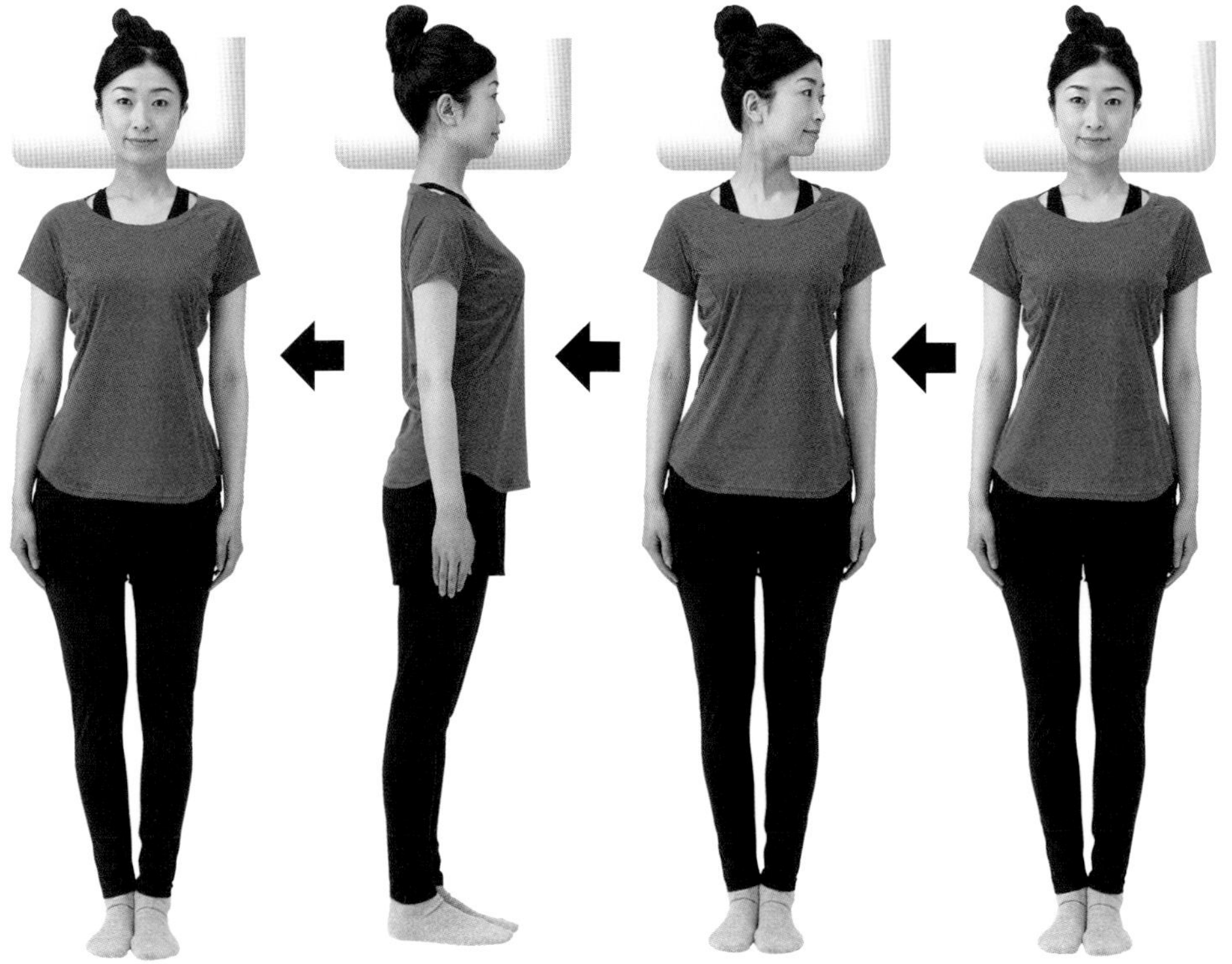

4 あおむけに戻る

5 顔だけ左に向ける

6 体全体を左に向ける

7 あおむけに戻る

寝返りの注意点

1 左右どちらの耳が悪くても、
必ず右から訓練を開始しましょう。

2 顔（頭）→体→顔（頭）→体
の順に行ってください。

3 めまいがつらくて行えないときは、
P84・85の工程を 立位で、寝ていると
仮定して行ってください（エアー 寝返り）。

4 首が悪い人は顔（頭）の動作をなくして、
体と顔を同時に 動かしてください。

5 腰が悪い人は顔（頭）の動作のみで、
体を動かさなくてもOKです。

6 座位のヘッドチルト（P56）をしたあとに、
5分あけてあわせて行うと効果的です。

寝返りは、良性発作性頭位めまい症の外側半規管型と診断されて行うグフォーニ法（P92）、逆グフォーニ法（P94）と異なり、ふだんの寝返りや寝起きでめまいがある方に、まず行ってもらいたい訓練です。

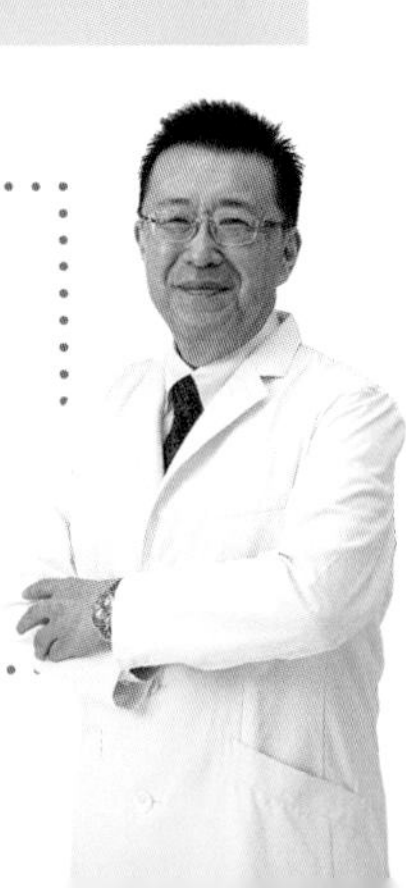

COLUMN

これで寝返りがラクになる！

ふだんの寝返りの動作がうまくできない方は、
こちらの方法を試してみましょう。

1
寝返りしたい方向に顔だけ向ける

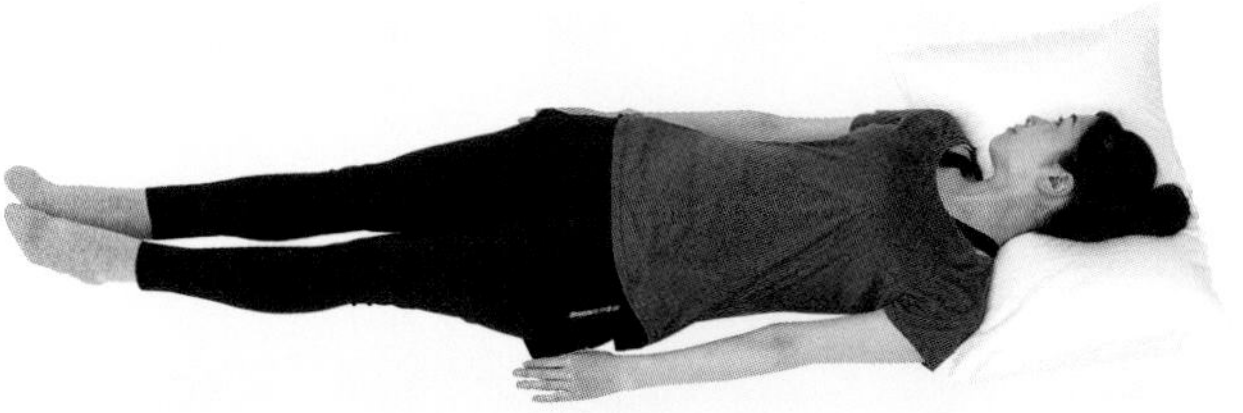

2
寝返りしたい方向と逆の足を立てる

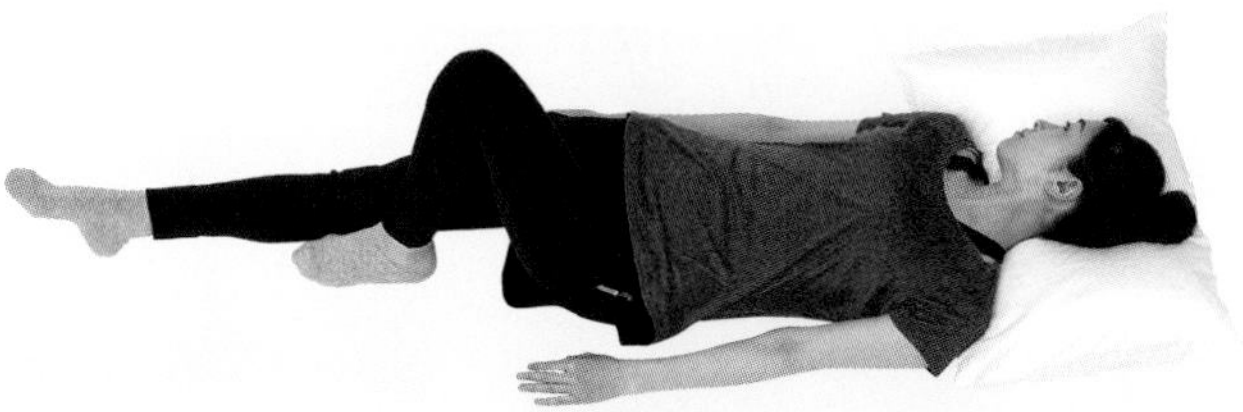

3
立てた足で体を押すように向きを変える

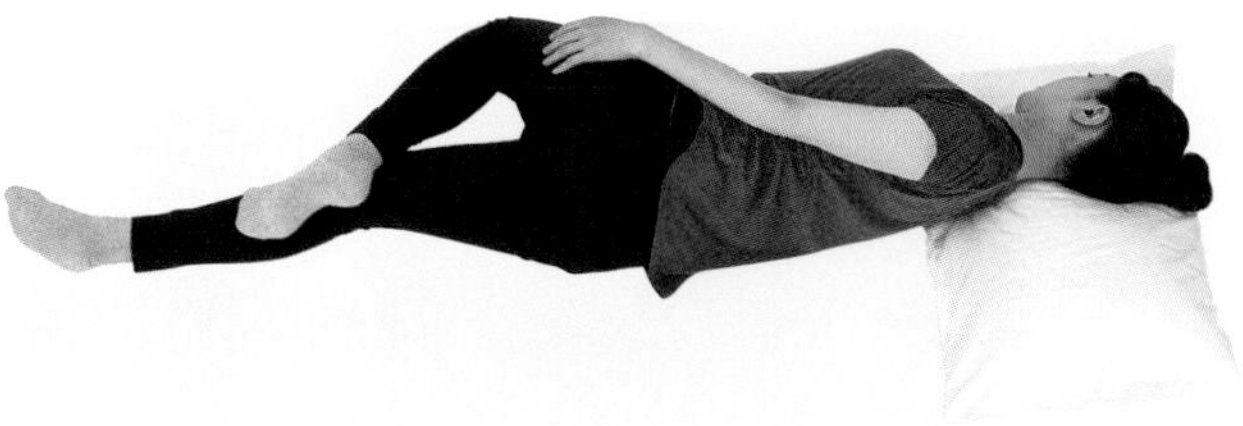

病院で良性発作性頭位めまい症と診断され、
耳石が入った場所が右後半規管と特定された方が行う

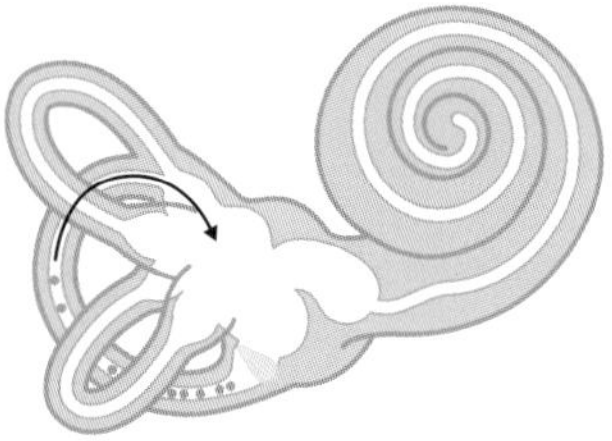

後半規管に入り込んだ耳石を戻す

寝て訓練② 耳石置換法

右耳が悪い場合のエプレ法

※どちらの耳が悪いかわからなければ「❶寝返り（P84）」を行う。

寝る前に
1日1回
最低4日間
行う

1 両足を伸ばして座り、顔を右45度に向ける

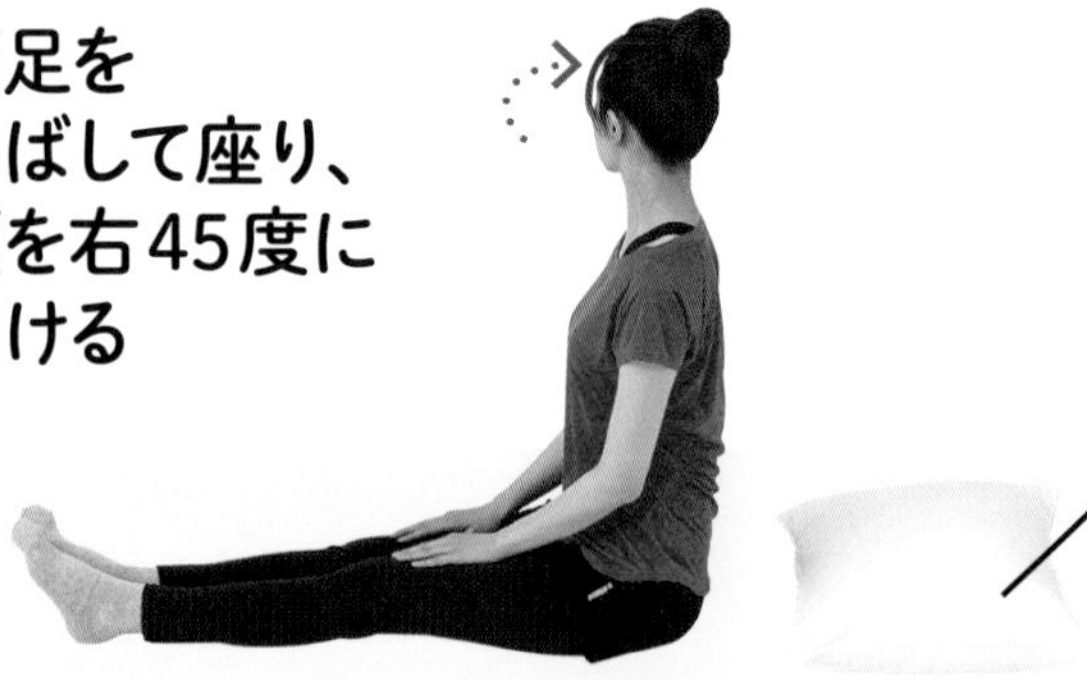

寝転んだときに肩がのる位置に枕を置く

2 右を向いたまま寝る。そのまま30秒数える

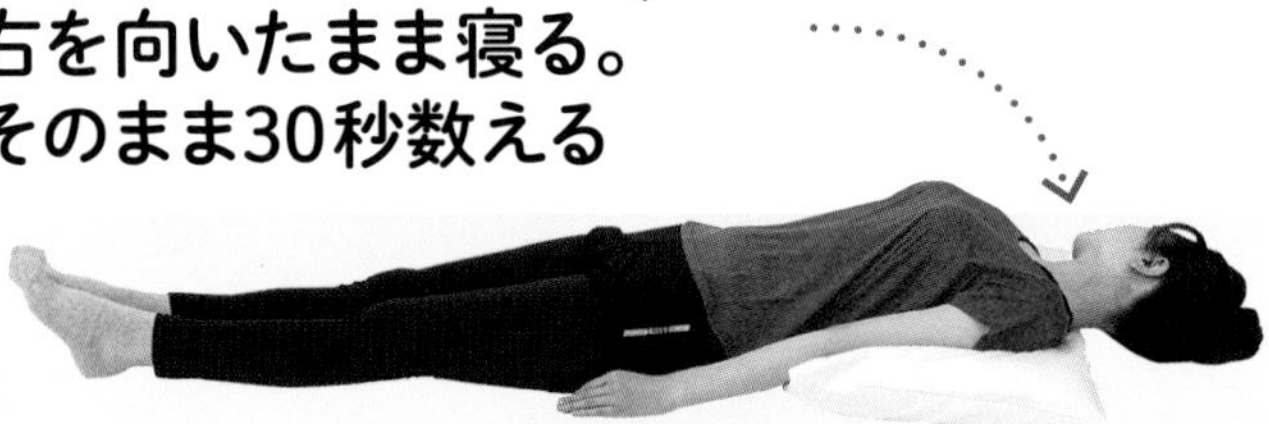

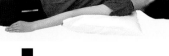

3 20秒数えながら顔だけ左45度に向ける。そのまま 30 秒数える

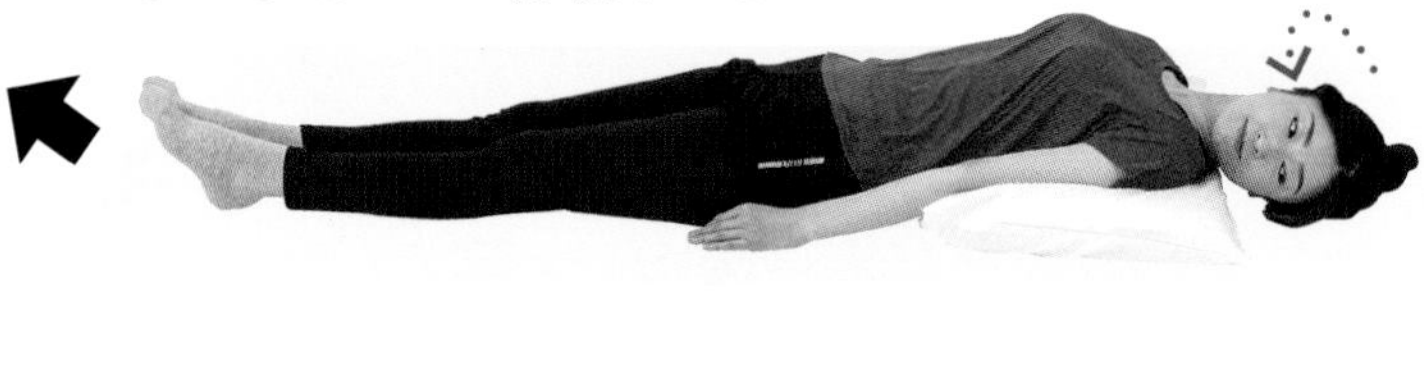

やり方

- 下の 1 ～ 6 のやり方に従って行う。2 ～ 4 はそれぞれ大きな声でゆっくり 30 秒数えてから次の動作へ。6 は 100 秒数える。首が悪い人は枕を外して行う。

4 体を左に寝返りさせ、さらに顔を床（下）に向ける。そのまま30秒数える

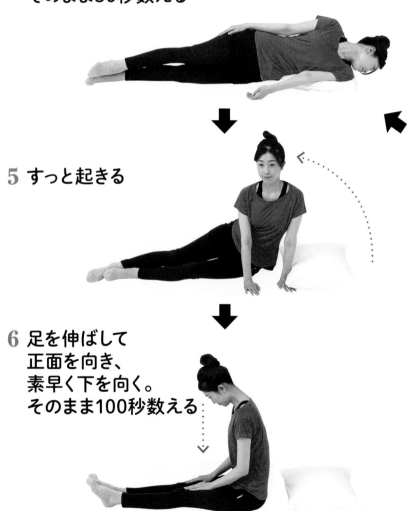

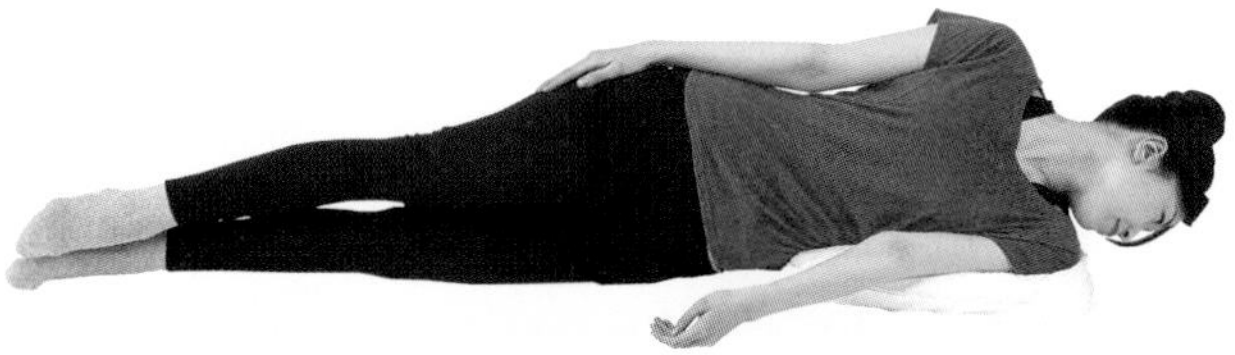

5 すっと起きる

6 足を伸ばして正面を向き、素早く下を向く。そのまま100秒数える

病院で良性発作性頭位めまい症と診断され、
耳石が入った場所が左後半規管と特定された方が行う

基本姿勢

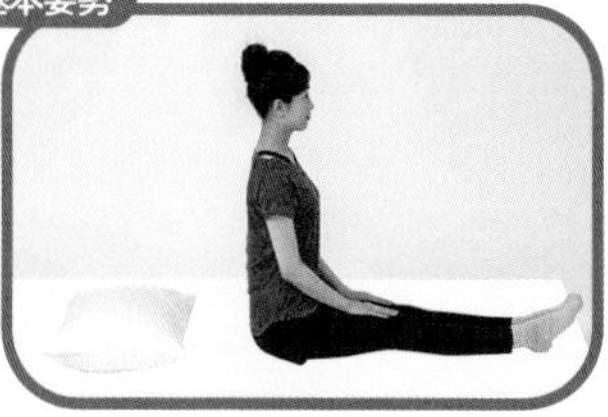

寝て訓練 ② 耳石置換法

左耳が悪い場合のエプレ法

※どちらの耳が悪いかわからなければ「❶寝返り（P84）」を行う。

寝る前に
1日1回
最低4日間
行う

**1 両足を伸ばして座り、
顔を左45度に向ける**

寝転んだときに
肩がのる位置に
枕を置く

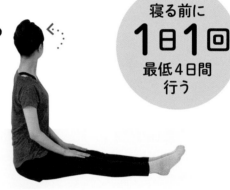

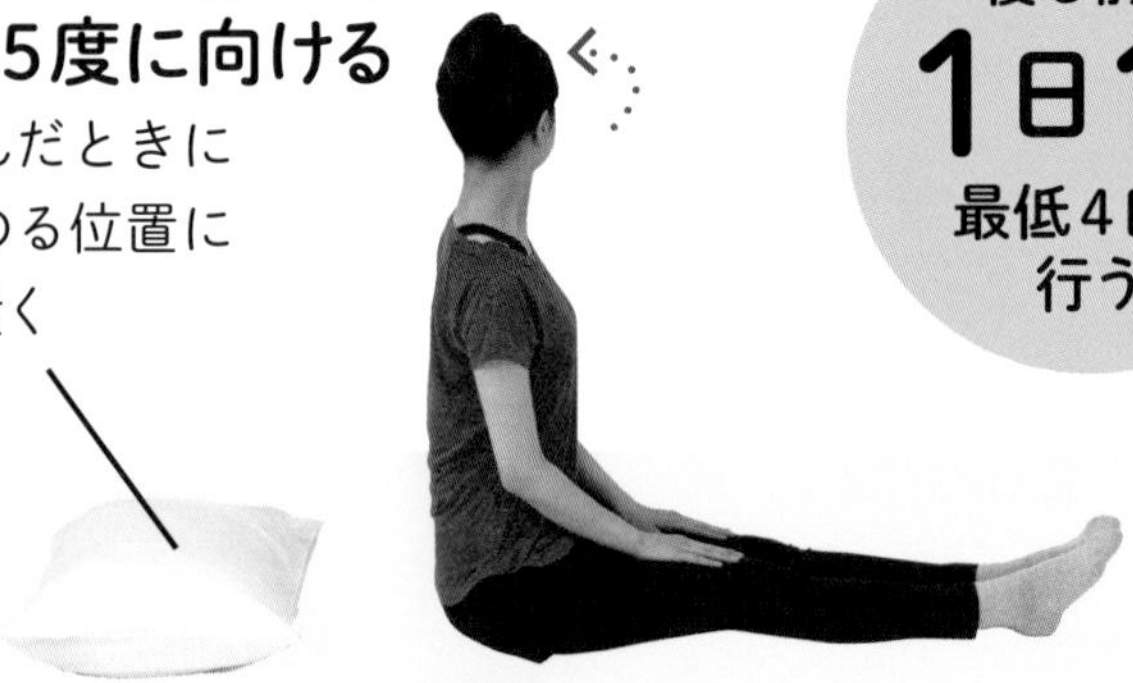

**2 左を向いたまま寝る。
そのまま30秒数える**

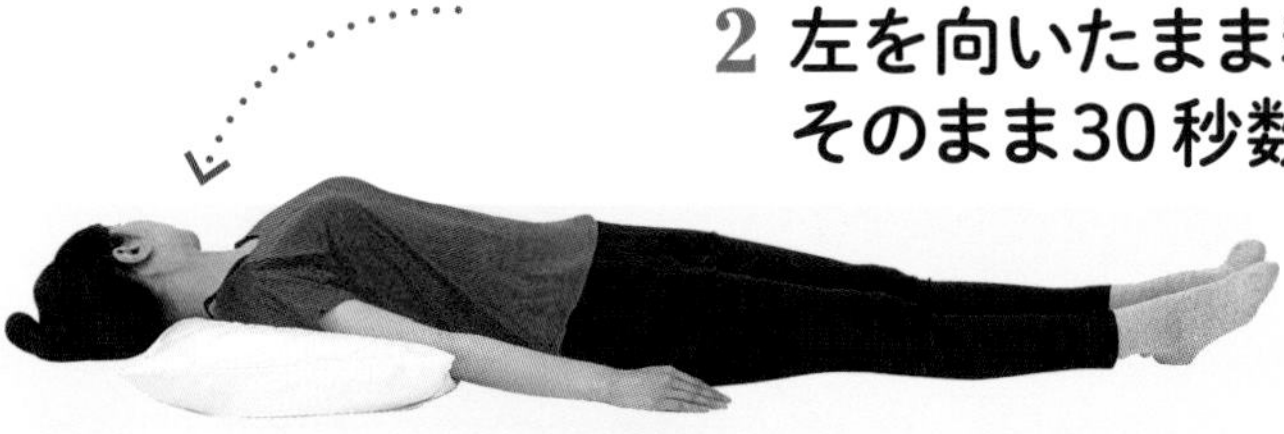

**3 20秒数えながら
顔だけ右45度に向ける。そのまま30秒数える**

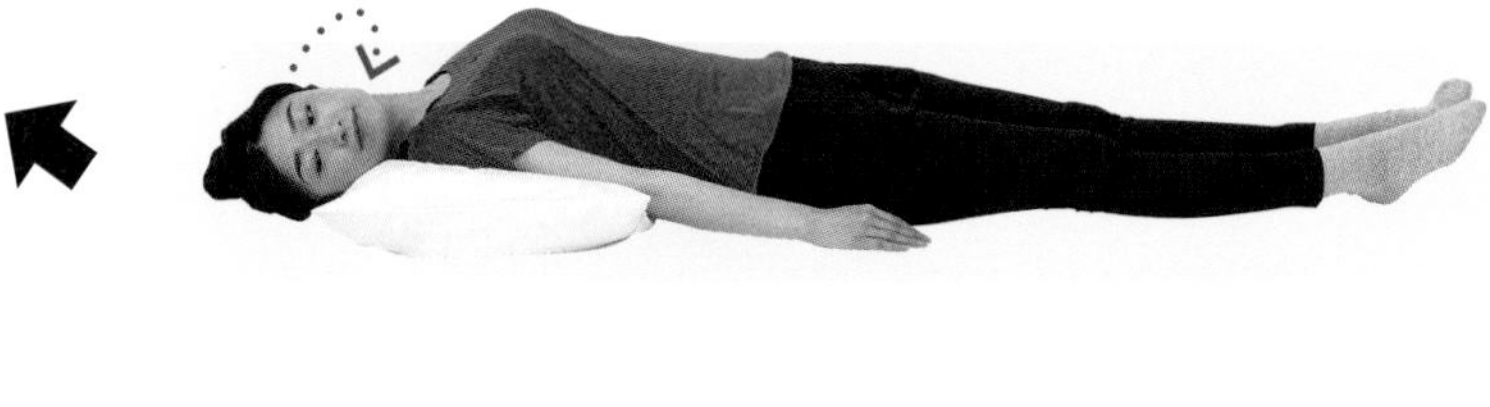

やり方

- 下の 1 ～ 6 のやり方に従って行う。2 ～ 4 はそれぞれ大きな声でゆっくり 30 秒数えてから次の動作へ。6 は 100 秒数える。首が悪い人は枕を外して行う。

4 体を右に寝返りさせ、さらに顔を床（下）に向ける。そのまま 30秒数える

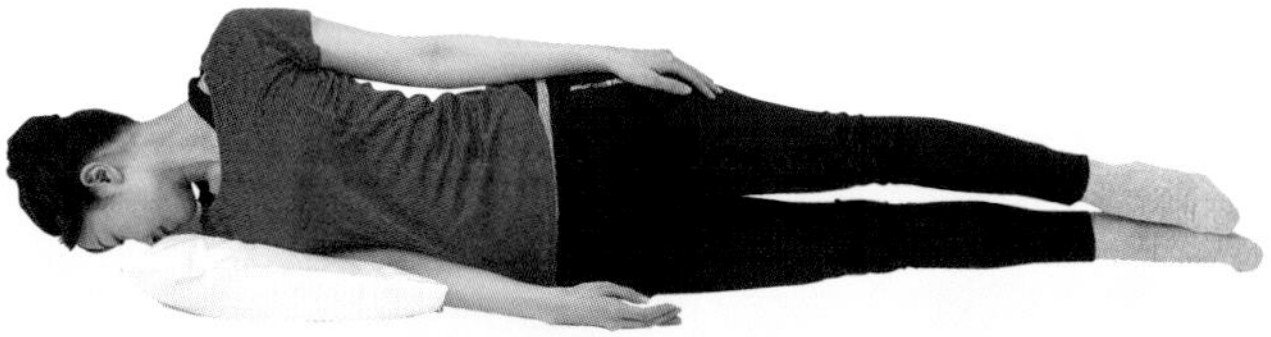

5 すっと起きる

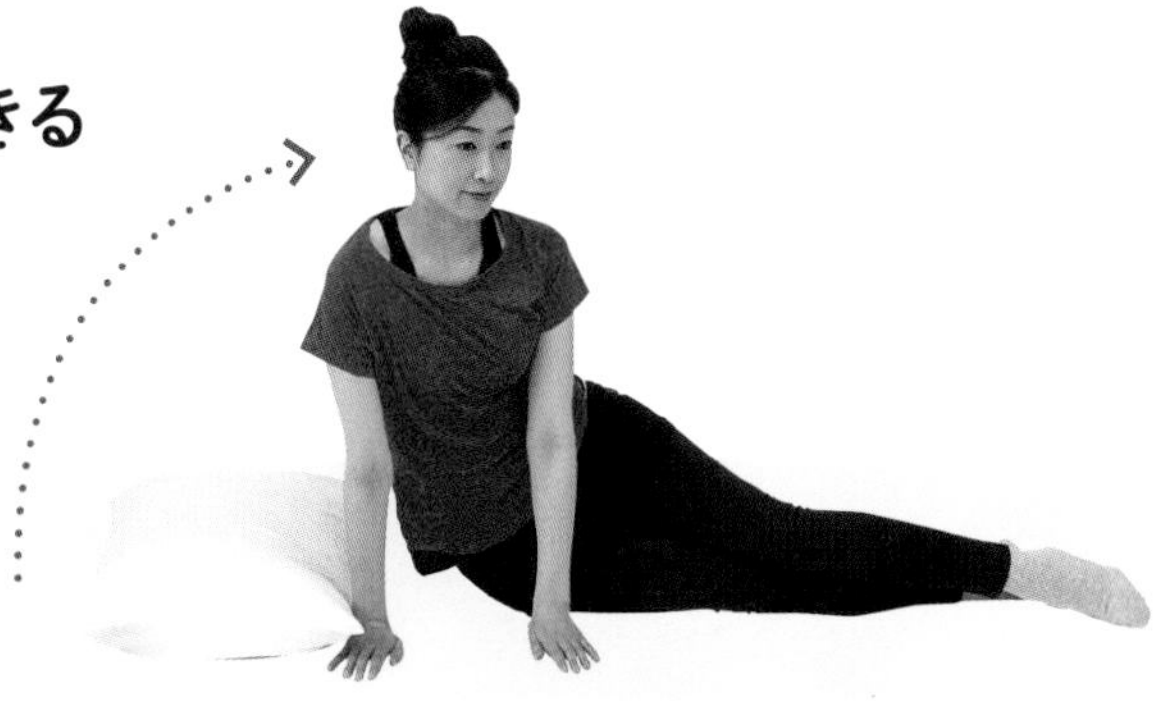

6 足を伸ばして正面を向き、素早く下を向く。そのまま100秒数える

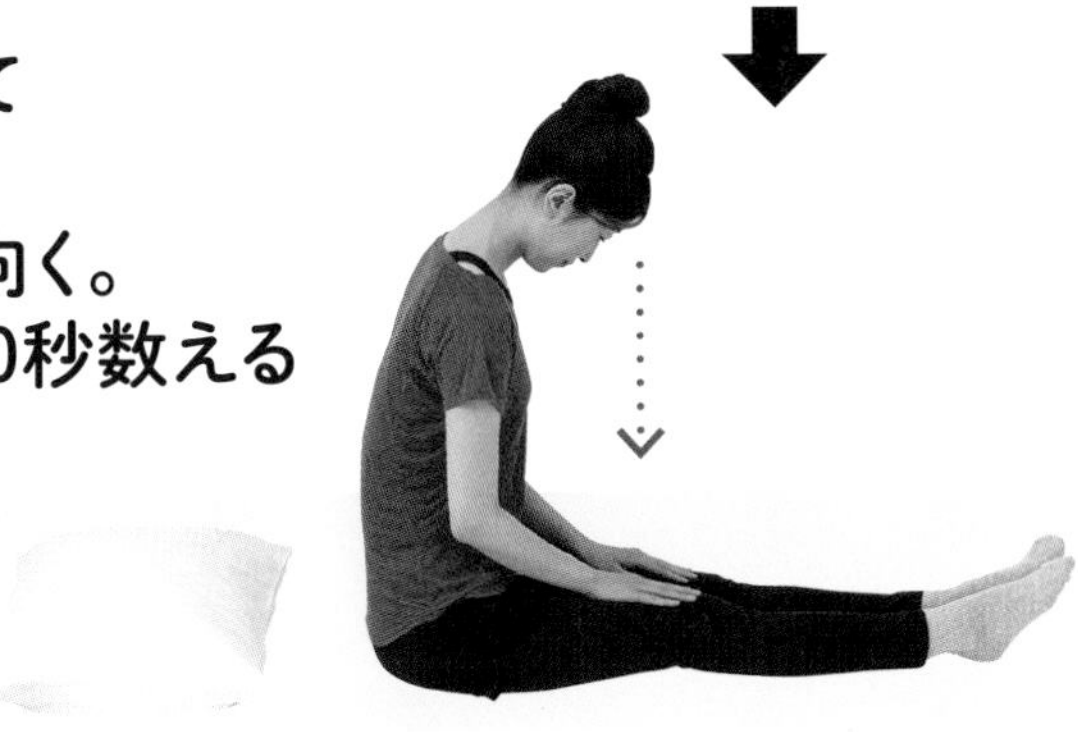

BPPV改善訓練　特別レッスン

病院で良性発作性頭位めまい症の〈カナル型〉(P109)と診断され、悪い耳と耳石が入った三半規管を特定された方が行う

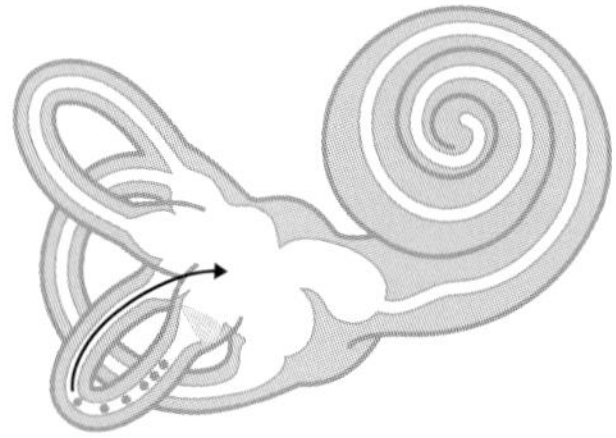

外側半規管に入り込んだ耳石を戻す

寝て訓練③ 耳石置換法

グフォーニ法

こんな症状を改善！

- □ 寝返りするとグラッとしためまいを感じる
- □ BPPVと診断され、寝返りをするときにめまいがする

※どちらの耳が悪いかわからなければ「❶寝返り(P84)」を行う。

右耳が悪い場合

※左耳が悪い場合は逆の動きを行う。

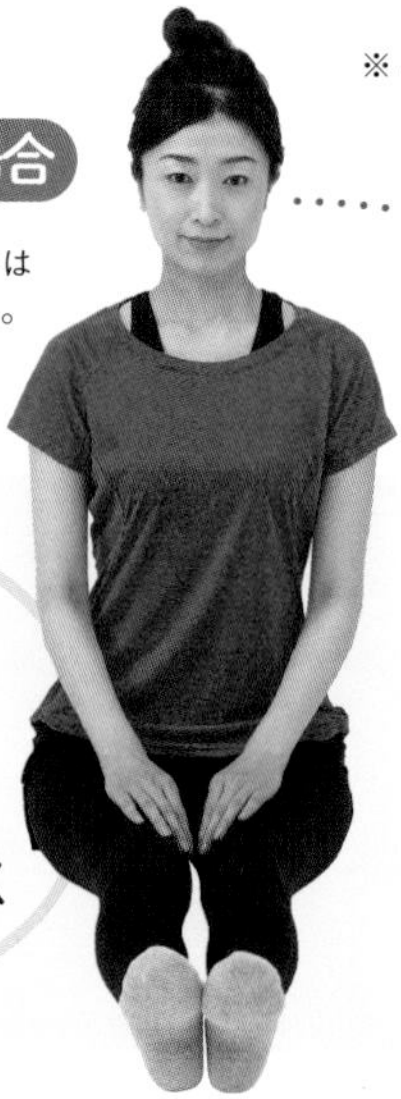

ベッドや長椅子に腰かけて行ってもOK

1 足を伸ばして座る

朝と寝る前の1日2回

左側に倒れたときに頭がのる位置に枕を置く

2 左側にゆっくり倒れ、そのまま120秒数える

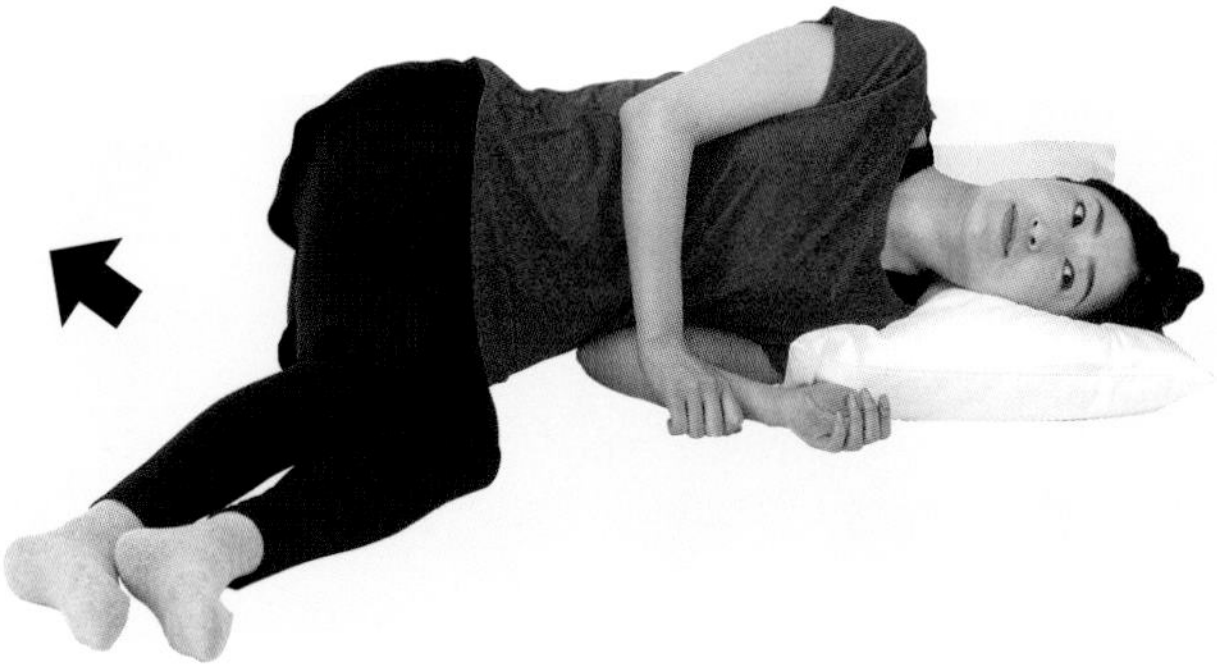

やり方

●下の1～4のやり方に従って行う。2と3はそれぞれ120秒数えてから次の動作へ。

3 顔を45度床（下）に向け、そのまま120秒数える

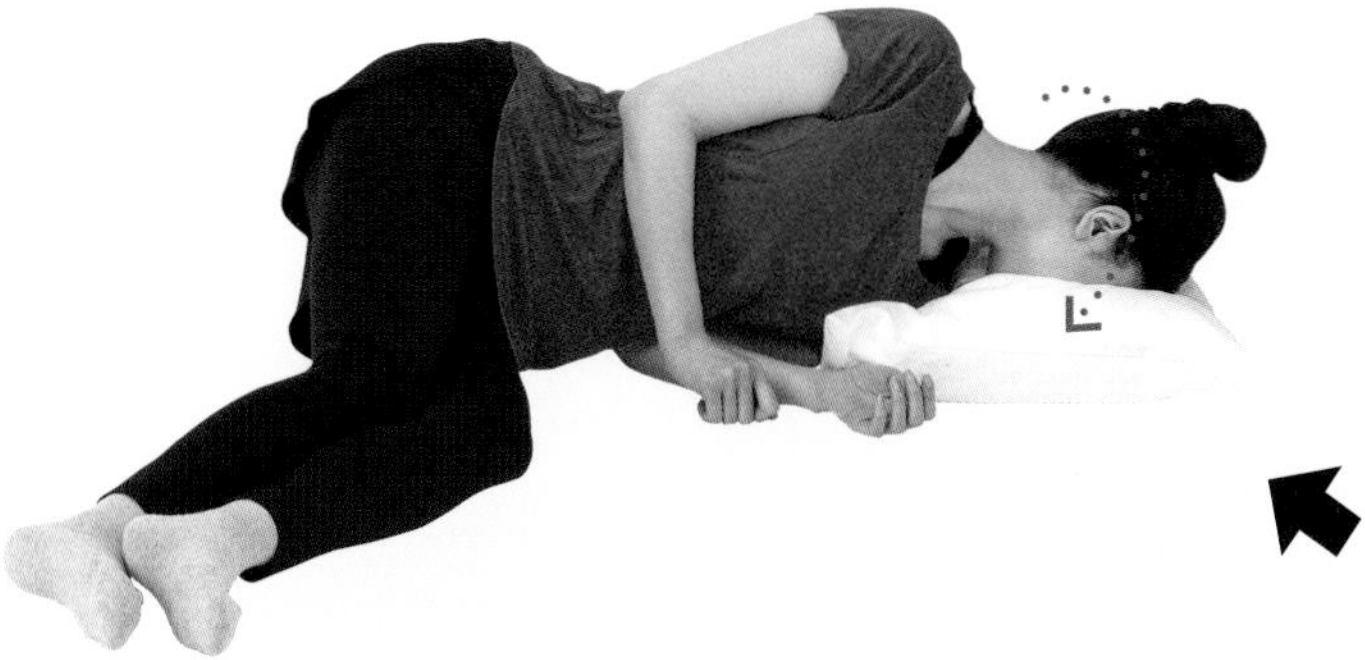

4 起き上がって1に戻る

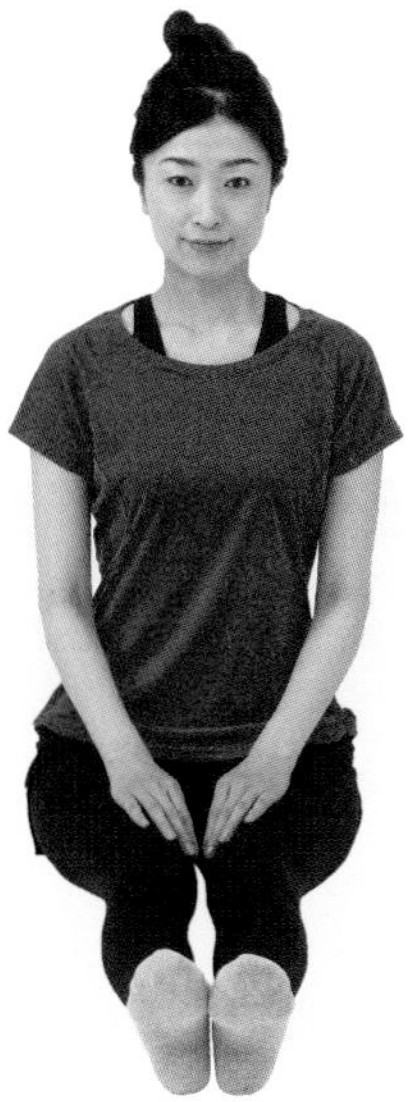

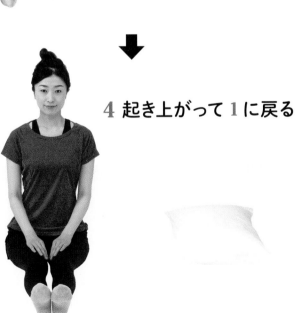

BPPV 改善訓練　特別レッスン

病院で良性発作性頭位めまい症の〈クプラ型〉(P109)と診断され、悪い耳と耳石が入った三半規管を特定された方が行う

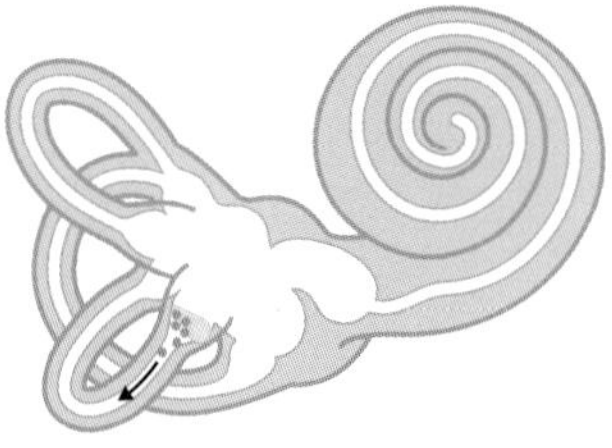

クプラにくっついた耳石を落とす

寝て訓練 ④ 耳石置換法

逆グフォーニ法

こんな症状を改善!

- □ BPPV が繰り返し起こり、なかなか治らない
- □ BPPV と診断され、寝返りをするときにめまいがする

※なかなか治らない方は P56 とP80の「ヘッドチルトホッピング」を並行。
※どちらの耳が悪いかわからなければ「❶寝返り(P84)」を行う。

朝と寝る前の 1日2回

右耳が悪い場合

※左耳が悪い場合は逆の動きを行う。

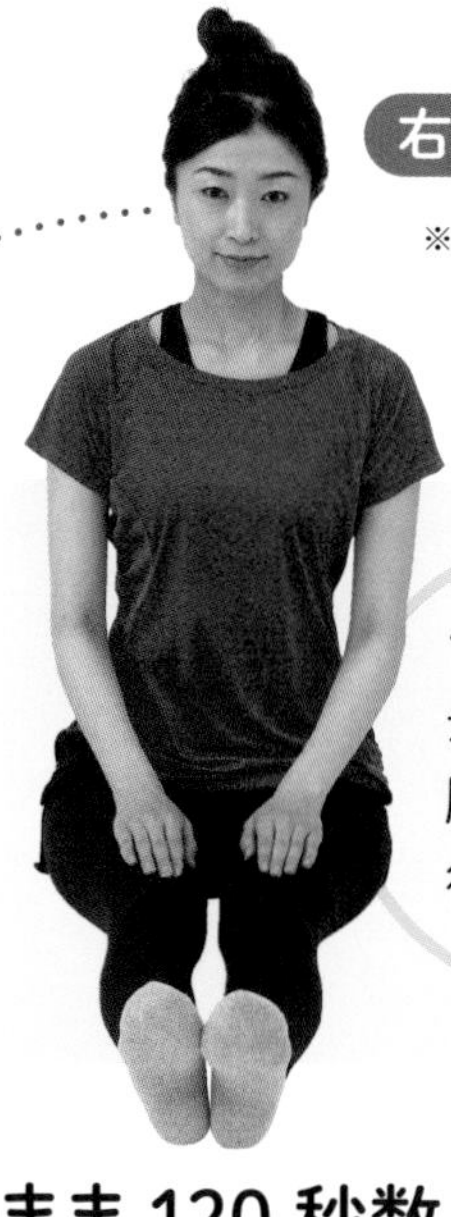

ベッドや長椅子に腰かけて行ってもOK

1 足を伸ばして座る

右側に倒れたときに頭がのる位置に枕を置く

2 右側にゆっくり倒れ、そのまま 120 秒数える

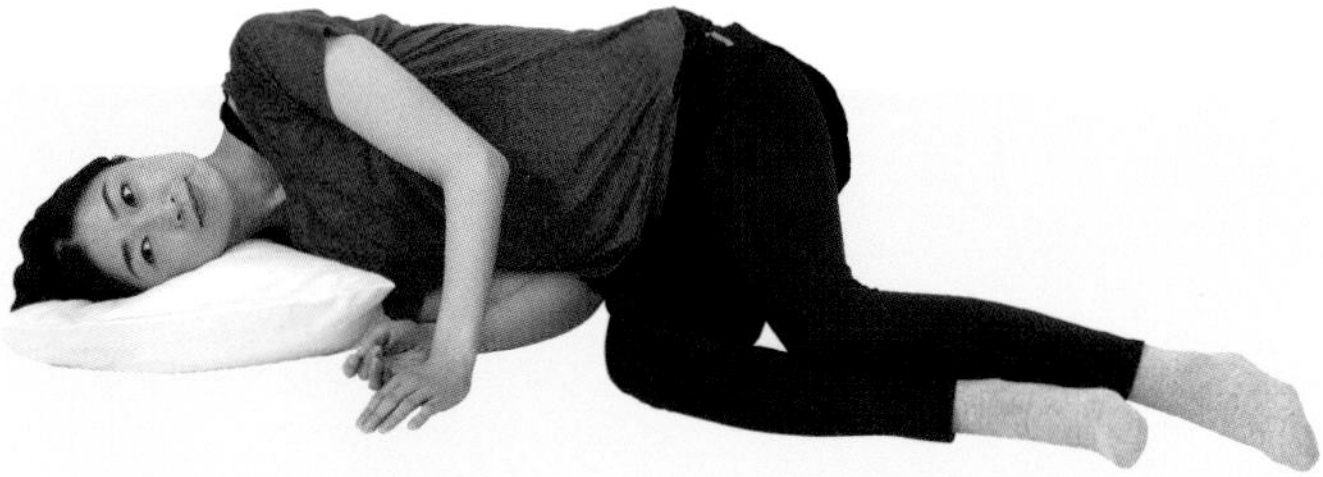

やり方

● 下の1～3のやり方に従って行う。2と3はそれぞれ120秒数えてから次の動作へ。

3 顔を45度天井（上）に向け、そのまま120秒数える

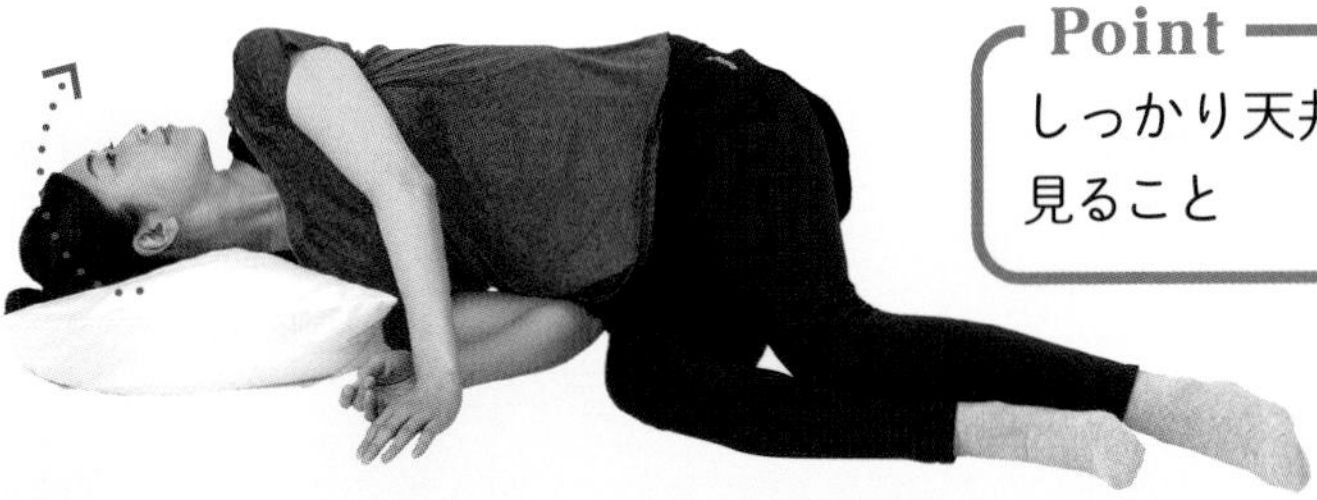

Point
しっかり天井を見ること

4 起き上がって1に戻る

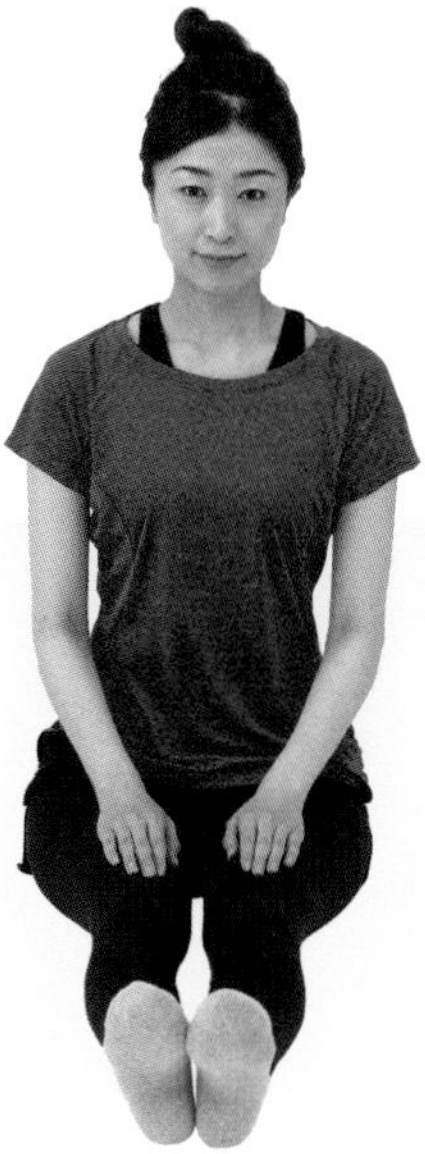

part 3

めまい疾患 ストレスとの関わり

誰でも抱えている精神的ストレスは、
めまいやふらつきを招く大きな要因です。
心を元気にして乗り越えましょう。

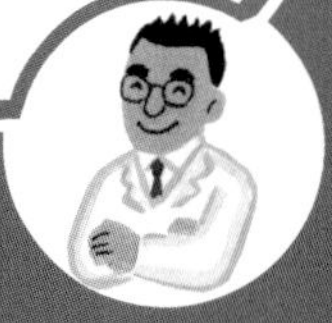

ストレス関与別めまい疾患

ストレス関与 ▼ ▼代表疾患

めまい発症にはストレス関与が低いものと高いものがあります

めまい疾患は、その発症に、ストレスとの関連性が低い疾患と、ストレスによる影響が大きい（心因性）疾患があります。めまいの原因がストレスの場合、耳の治療だけをしても効果が出ない患者さんが多数います。そのストレスは我慢できないレベルで、うつに近いもの。めまいの医師は心療内科医ならぬ、心療耳鼻科医でないと治せません！

それでは次のページからは、まず、ストレス関与が低い疾患から具体的にご紹介します。

ストレス関与別めまい疾患①-1

前庭神経炎

訓練bタイプ（P40）

起きやすい年齢	おすすめの訓練	
40～60歳 くらいの男女	座って 1～4	立って 1～4

内耳《ないじ》から脳に情報を伝える前庭《ぜんてい》神経に障害が起きることで発症。グルグルと目が回り、周りの景色が流れて見え、体感震度8とも言われるとても激しい症状です。この回転性のめまいは3日間から1週間くらい続くことも。立ったり歩いたりもできず、横になっても激しいめまいがあり、目を開けることができない人もいるほどです。発症時は身動きが取れないことも多く、入院治療となります。メニエール病と違って、耳鳴りや難聴は起こりませんが、ふらつきが後遺症で残り（＝前庭神経炎後遺症）、**訓練が効果的**です。

前庭神経のトラブルとは

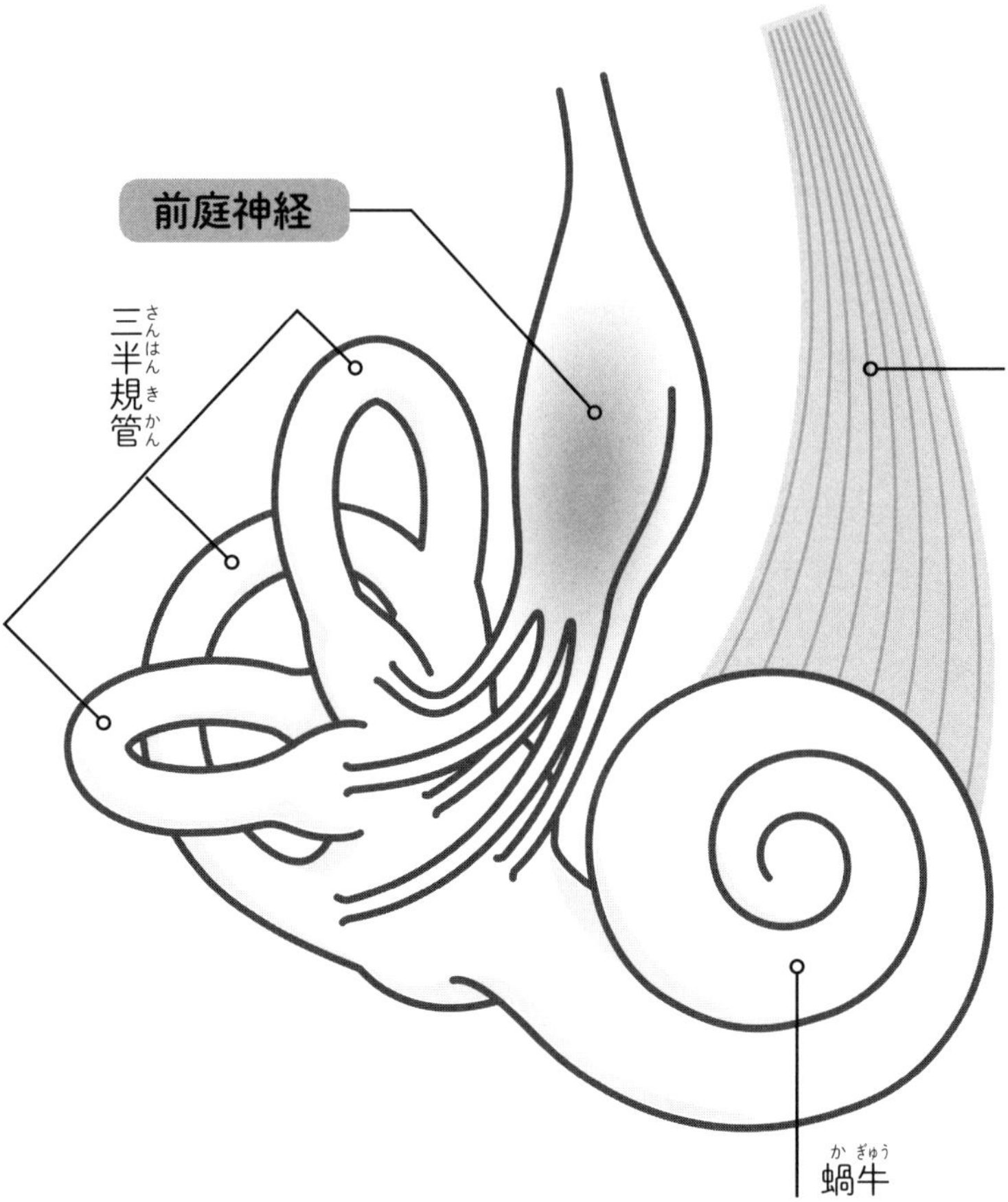

内耳から脳にバランスの情報を伝える前庭神経に異常が発生し、めまいを発症。実際に前庭神経に炎症があるのではなく、その症状がまるで炎症が起きたように激しいためこの病名に。風邪を引いたあとに発症することもあるのでウイルスが原因という説も。

ストレス関与別めまい疾患①-2

ラムゼイ・ハント症候群

訓練bタイプ（P40）

起きやすい年齢	おすすめの訓練	
50～70歳くらいの男女	座って 1～4	立って 1～4

めまい、耳鳴りや難聴だけでなく、顔面神経マヒがあるのがラムゼイ・ハント症候群の特徴です。この病気にかかると、耳痛や頭痛に加えて、耳に発疹ができ、水ぶくれやかさぶたができます。子どもの頃にかかった水ぼうそうのウイルスが顔面神経に潜んでいて、免疫力や体力が低下すると再活性化することが原因です。

早期治療が重要ですので、初期症状が出たらすぐに耳鼻咽喉科へ。治療は薬物療法が基本。痛みが長く続き、顔面神経マヒ、難聴、ふらつきが後遺症として残ることも。**ふらつきには訓練が効果的**です。

ストレス関与別めまい疾患 1 - 3

めまいを伴う突発性難聴

訓練 b タイプ（P40）

起きやすい年齢	おすすめの訓練	
30〜60歳くらいの男女	座って 1〜4	立って 1〜4

ある日突然、何の前ぶれもなく、片方の耳が聞こえにくくなります。難聴、耳鳴り、耳のつまり、激しい回転性のめまい、吐き気を伴うことも。回転性の大きなめまいは、普通は1回しか起こらないと言われています。その後、聴力が落ちた側の内耳機能の低下に伴い、めまいやふらつきの後遺症が残る場合は**訓練が有効**です。治療には時間が勝負。なるべく早く、発病から2週間以内に耳鼻咽喉科で治療を受けましょう。厚生労働省の報告によると、1/3の人は回復し、2/3の人に難聴が残り、難病指定も受けている病気です。

ストレス関与別めまい疾患①-4

加齢性めまい

訓練bタイプ（P40）

起きやすい年齢	おすすめの訓練	
60歳以上の男女	座って 1～4	立って 1～4

このふらつきは、左右両側の軽度の内耳機能の低下（慢性ふらつき）により、ふらつきや揺れるめまいが起こります。さらに、加齢による小脳の機能の低下や、筋力の低下なども大きな要因に。超高齢社会が生んだ病気のひとつです。一般の病院では「原因不明」とされますから、めまい専門医の受診が必須です。

直立姿勢や平衡《へいこう》を維持するには、バランスをつかさどる小脳の機能が十分でなければ難しいのですが、小脳の働きの低下は50代から始まり、加齢とともに加速するため、**めまい改善訓練が必要**です。

ストレス関与別めまい疾患 1 -5

高齢者の平衡障害

訓練bタイプ（P40）

起きやすい年齢	おすすめの訓練	
60〜90歳くらいの男女	座って 1〜4	立って 1〜4

高齢者の各めまい疾患に伴って、ふらつきや揺れるめまいが起こります。病院を回っても、はっきりとした原因がわからないケースが多く、「加齢のせい」「気のせい」と言われることが多く、家で寝たきりになってしまう患者さんもいます。原因は左右片側の内耳機能の低下と加齢による全身機能の低下です。安静にしていれば治ると考えていると、平衡機能を使う機会が減って平衡感覚が衰え、筋力の低下、骨粗しょう症が進行してしまいます。**高齢者でも取り組めるめまい改善訓練で、気力、体力、筋力を養いましょう。**

高齢になると平衡機能やバランス感覚は落ちます

内耳の三半規管は、70歳台から機能低下が始まりますが、耳石は50歳台から、平衡機能の親分である小脳も50歳台から衰えます。

そして、前庭機能は、60歳台は50％低下、80歳台は90％も低下してしまいます。高齢になると平衡機能やバランスはこんなに落ちるなんて怖いですね！　でも、全員がめまいを発症するわけではありませんのでご安心ください。もし、めまいを発症したとしても、高齢者の方々はめまい改善訓練で小脳を鍛えれば、きっと改善できます。立って訓練は高マークのところから始めてください。

宇宙飛行士の地球帰還後のリハビリと同じです

ご存じの通り、宇宙は無重力。重力がないと人間の体に様々な変化が生じ、全身が急速に高齢化してしまいます。例えば、耳石器が担う重力のセンサーが利かなくなり、宇宙酔いを引き起こすほか、骨量と筋肉量が大幅に減少するといった、加齢と同じ変化が急速に進みます。これを改善させる地球帰還後のリハビリは、まさにめまい改善訓練そのものなのです。近年のステイホームの影響で、身体活動が減少した高齢者や加齢性めまい、高齢者の平衡障害も、帰還後の宇宙飛行士と同じような状態。訓練が必要です。

耳石が約1万粒もあるって知っていますか？

耳石器は三半規管の付け根にあり、平衡機能を担っています。中にはゼラチン状の耳石膜があり、耳石という小さな粒がたくさん付着しています。頭が動くと耳石が動き、体の傾きや動きを脳に伝えます。耳石の大きさは０・０１㎜。その数はなんと約１万粒です。人の耳石は大変小さく、たくさんありますが、数個程度はがれたくらいではめまいは起きません。１００個以上の耳石がはがれて三半規管に入り込むと耳石塊となり、頭を動かすと遅れて三半規管内を移動します。この動きを誤動作＝めまいとして感じるのです。

ストレス関与別めまい疾患①-6

良性発作性頭位めまい症（BPPV）

訓練cタイプ（P41）

起きやすい年齢	おすすめの訓練		
40～70歳くらいの女性	座って 3～6	立って 1・6・7	寝て 1・2

耳が原因のめまいのうち、最も患者数が多い病気です。割合としてはめまいの疾患のうちの50%程度。上を向いたときや下を向いたとき、寝返りなどの頭を動かす動作でめまいが起きますが、通常は数秒から数分で治まります。

寝たきり、運動不足、加齢などによって、内耳の耳石器にある耳石がたくさんはがれ落ちて、三半規管に入り込むことが原因です。吐き気や嘔吐を伴うこともありますが、難聴や耳鳴りはありません。再発率が1年以内に20%と高い病気です。

BPPVの耳石が移動する仕組み

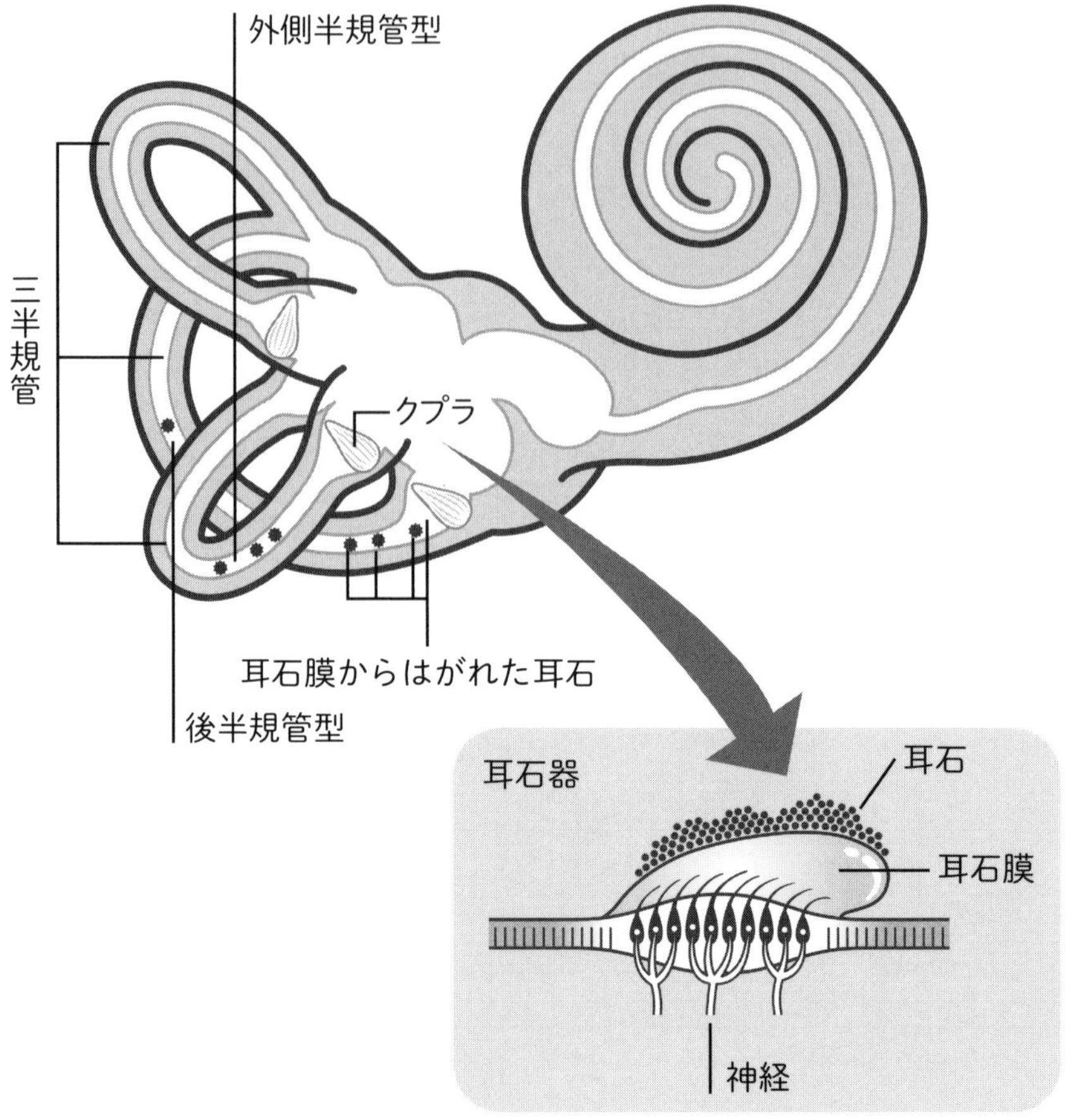
外側半規管型
三半規管
クプラ
耳石膜からはがれた耳石
後半規管型
耳石器
耳石
耳石膜
神経

三半規管の付け根には耳石器があり、平衡感覚を感受。耳石器には、約1万粒の耳石があり、体の向きによって動きます。その振動がゼラチン状の耳石膜を通り、前庭神経を経て、脳に異常な信号として伝えられ、めまいを感じます。

BPPVのカナル型とクプラ型について

カナル型

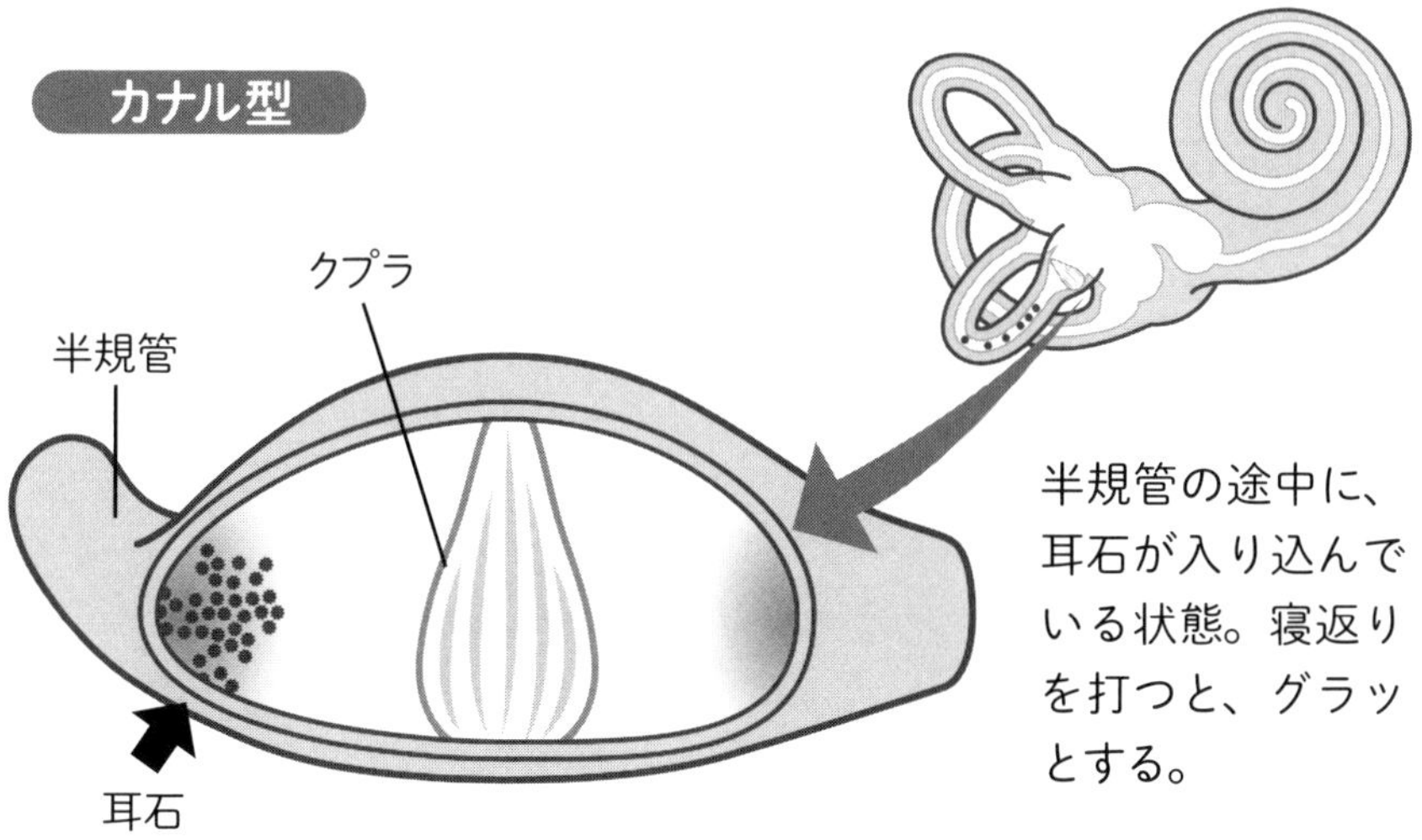

半規管の途中に、耳石が入り込んでいる状態。寝返りを打つと、グラッとする。

クプラ型

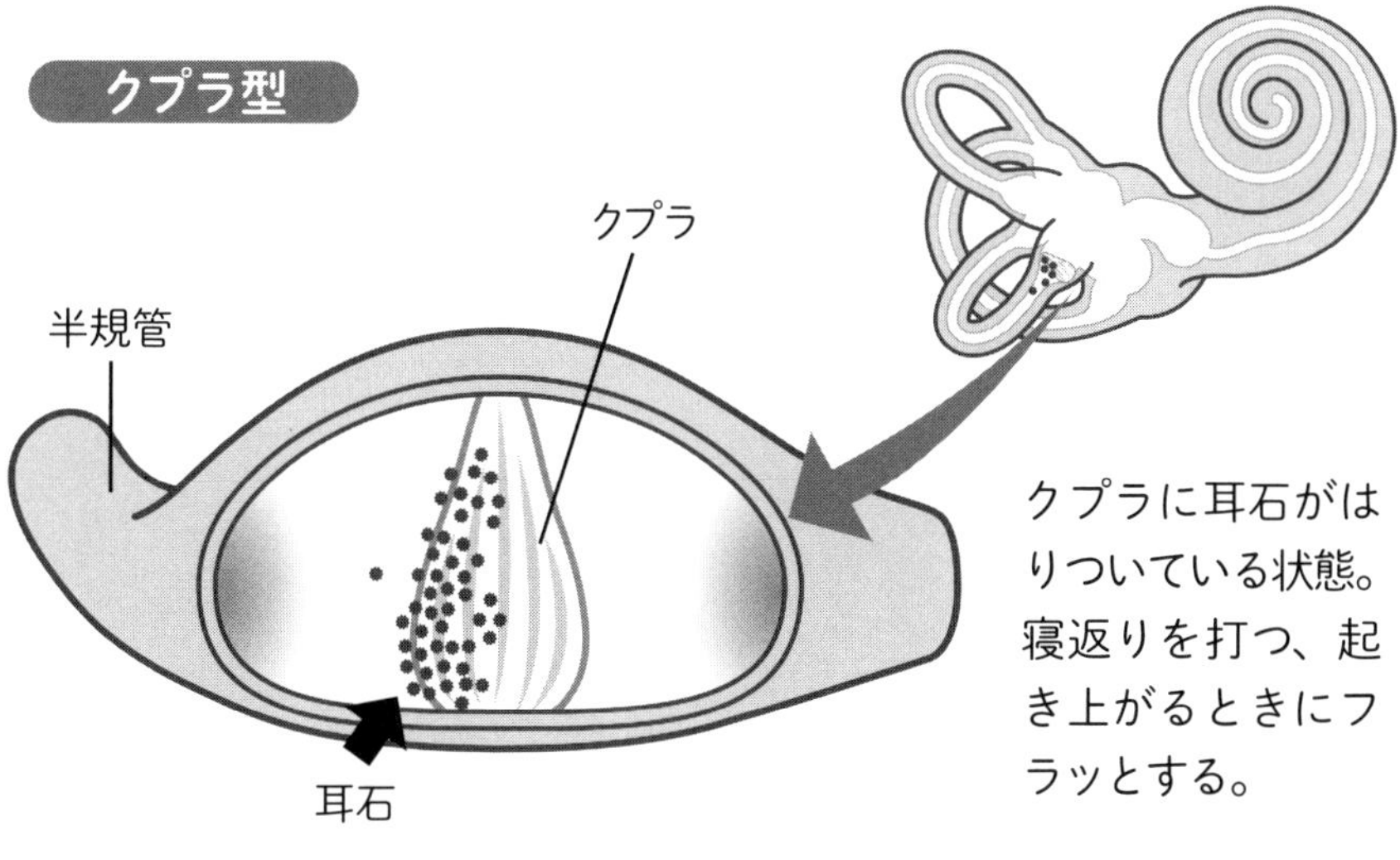

クプラに耳石がはりついている状態。寝返りを打つ、起き上がるときにフラッとする。

ストレス関与別めまい疾患②-1

メニエール病

訓練eタイプ（P43）

起きやすい年齢	おすすめの訓練	
30～50歳くらいの男女	座って 1・5・7	立って 1・6

※基本的に心のケアを施行し、聴力変動がなくなり、ふらつきが残るときに訓練を行う。

ここからはストレス関与が高い疾患です。内耳に内リンパ液が異常に増えて、水ぶくれになること（内リンパ水腫）で、平衡機能と聴覚に異常をきたします。水ぶくれの原因は**ストレス**とも言われています。めまいは、数十分から数時間で治りますが、何度も繰り返すケースが多く、発作を繰り返すと聴力が低下します。聴力が安定して、めまいやふらつきが残る場合は、訓練を行ってください。メニエール病の人は、塩分の摂りすぎに注意をして、水を多く摂取（男性1日2ℓ、女性1日1・5ℓ）しましょう。

COLUMN

メニエール病治療に中耳加圧療法が保険適用となりました

メニエール病は、耳鳴り、難聴、めまいを繰り返す疾患です。中耳加圧療法は、2018年に保険適用となった新しい治療法で、強弱をつけた圧力（圧波）を耳の奥に送り、内耳の過剰なリンパ液を減少させます。治療の主な流れは、病院より器械をレンタルし、1回3分を1日2回毎日施行。月間の症状日誌をつけ、月1回通院して状態を確認します。メニエール病と診断がつき、基本治療では効果がなく、手術を検討しなければならないような重症者に適用となります。

片頭痛に15年も付き合えばめまいの原因に

片頭痛に15年も付き合っていると、めまいを起こす人がいることをご存じですか？　片頭痛は、男性よりも女性の患者数が3倍。日常生活に影響をきたす大変つらい疾患です。ところが日本人は、つらいことにもじっと耐える性質ですので、ついつい、耐えてしまいます。でも、実際には、我慢できずに、吐いて寝込んでしまう方も多いのですよ。こんな状態を15年以上も抱えていると、ついにはめまいを併発します。こういった症状を、「前庭性片頭痛」と言い、一般的には「片頭痛性めまい」として知られています。

ストレス関与別めまい疾患 ② - 2

片頭痛性めまい

訓練 aタイプ（P39）/ eタイプ（P43）

起きやすい年齢	おすすめの訓練	
25～55歳くらいの女性	座って 1～4／1・5・7	立って 1・6

片頭痛は頭の片側が急に激しくズキズキする、先に述べたように、女性に多い症状です。仕事が一段落した週末に発症しやすく、激しい痛みのために嘔吐することもあります。原因は遺伝のほか、ストレスや脳内の神経伝達物質であるセロトニンの関与、女性ホルモンのエストロゲンの変動などが影響します。めまいは、片頭痛と同時か、または前後して起こるケースが多いのです。片頭痛とめまいがあったら、めまい専門医の診察を受け、薬の処方を。片頭痛予防薬での改善は7割程度で、**治らないめまいには訓練が有効です。**

ストレス関与別めまい疾患 ② -3

持続性知覚性姿勢誘発めまい（PPPD）

訓練 d タイプ（P42）

起きやすい年齢	おすすめの訓練	
30～50歳くらいの女性	座って 3～5	立って 1～6

※基本的に心のケアを施行。

持続性知覚性姿勢誘発めまいは、壮年期に多く、高齢者には比較的患者さんが少ない病気です。浮遊感、不安定感が3カ月以上にわたって、ほぼ毎日か2日に1度の割合で起こります。また、立っている姿勢のときにめまいが起こることが多く、朝方よりも夕方に症状が悪化します。日常生活に支障をきたし、寝たきりになってしまうこともあります。この病気はストレス関与が高いため、治療には、「めまい改善訓練＋認知療法（118ページ）＋抗うつ剤」が必要です。

COLUMN

漢方薬を併用するのもおすすめ

治療には、めまい改善訓練のほかに、薬物療法も活用すべき。西洋薬では効果を感じにくい場合は、漢方薬を用いることも検討を。

おすすめは下記4つ

1 胃腸虚弱者の慢性めまい（特に高齢者）を改善する

➡半夏白朮天麻湯《はんげびゃくじゅつてんまとう》

2 高齢者の食欲不振に効き、ふらつきを改善する

➡人参養栄湯《にんじんようえいとう》

3 不眠と怒りを抑え、イライラに効く

➡抑肝散加陳皮半夏《よくかんさんかちんぴはんげ》

4 食欲不振、活気が出て、不安を改善する

➡補中益気湯《ほちゅうえっきとう》

ストレス関与別めまい疾患 ②－4

心因性めまい・めまいに伴う うつ状態

訓練d タイプ（P42）

起きやすい年齢	おすすめの訓練	
10～30歳 くらいの男女	座って 3～5	立って 1～6

※基本的に心のケアを施行。

精神的なダメージが原因で起こる、真の心因性めまいはまれです。ストレスで内耳の血流障害などが起き、めまいやふらつきを訴える患者さんはいます。心因性めまいの患者さんで多いのは、めまいが治らないことによって、うつ状態や不安になり、自宅に引きこもりがちになってしまうケースです。その結果、体を動かさなくなり、さらに平衡機能が衰え、めまいやふらつきが悪化することは考えられます。心因性めまいは、めまい専門医だけでなく、心療内科医や精神科医による心のケアも必要です。

毎日の生活に心のリハビリを取り入れる

めまいやふらつきを改善するには、治そうとする〝意欲〟が必要です。「めまいがつらい」「治らない」と、自分を責めてしまったり、ひとりで心細かったり、本当に治るのか不安だったり……。そんなときには次の方法を、ぜひ行ってください。

①「めまいを治す！」「めまいに負けない！」と、心を前向きにする言葉を唱える。②小さな幸せを見つけ、毎日メモ帳に書く。③1日1分好きな景色（写真でも可）を見る。④めまいを理解し合える仲間と会話する。⑤水分を十分にとる。

認知療法で前向きに取り組みましょう

「認知療法（認知行動療法）」という言葉をご存じですか？

認知とは「考え方」です。後ろ向きな考えを、めまいを治すぞと前向きにするのです！　いつも新井が応援しています。

つらい、治らないと常に言っていると悲観的で後ろ向きな考えに脳が支配され、考え方のゆがみが生じます。これを正しい前向きな考えにするのが認知療法です。「治したい」「めまいに負けない」と前向きの言葉とその考えをもって、めまい改善訓練を行うとよくなります。これがめまいを治す認知療法です。

1日1つ小さな幸せを書き留めましょう

	今日の小さな幸せを書こう！
○月 ○日	めまいの訓練で"グラッ"が減った
○月 ○日	おいしいシュークリームを食べた
○月 ○日	体験記を読んで勇気をもらった
○月 ○日	この本を通してめまい仲間ができた
○月 ○日	海の写真を見たら心が穏やかになった
○月 ○日	治す！と言い続けたら前向きになった
月 日	
月 日	
月 日	
月 日	
月 日	
月 日	
月 日	
月 日	

めまい改善訓練
体験記

新井式めまい改善訓練を行って
めまい・ふらつきが改善された！
患者さんたちにお話をうかがいました。

メニエール病患者さん

めまい改善訓練は私に合っているようです

79歳 女性

体験記 1

11年前に初めてのめまいがありました。朝起きたら天井がグルグル回り、嘔吐。新井先生の診察でメニエール病と診断を受けました。その後、めまい改善訓練をすることで、3カ月くらいですっかり治りました。とてもよく、私に合っているようで感謝しています。

訓練は毎日朝、昼、晩と3回、しっかりやりました。一番効いていると感じる運動は、ふり返るです。

めまいは、今は日常生活で困ることはないほど改善しています。

体験記 2

40年越しのめまい・ふらつきが改善

85歳女性

めまい・ふらつきは40年間。晴れて暑い日はまぶしくて苦手。髪を洗うとき、特に美容院でのシャンプーはつらい。パソコンやタブレット、急にふり返るときはめまいを起こしやすいです。血圧か脳梗塞の後遺症かと疑っていましたが、先生の診断でメニエール病とわかってよかったです。訓練は、4種だけ宿題にいただきました。最も難しく感じる、目を左右に動かす運動の効果が高いように思います。今は、普通に歩くときは、ふらつきを感じません。

メニエール病患者さんへアドバイス

聴力が変動しなくなり、ふらつきメインのメニエール病には訓練が効きます!

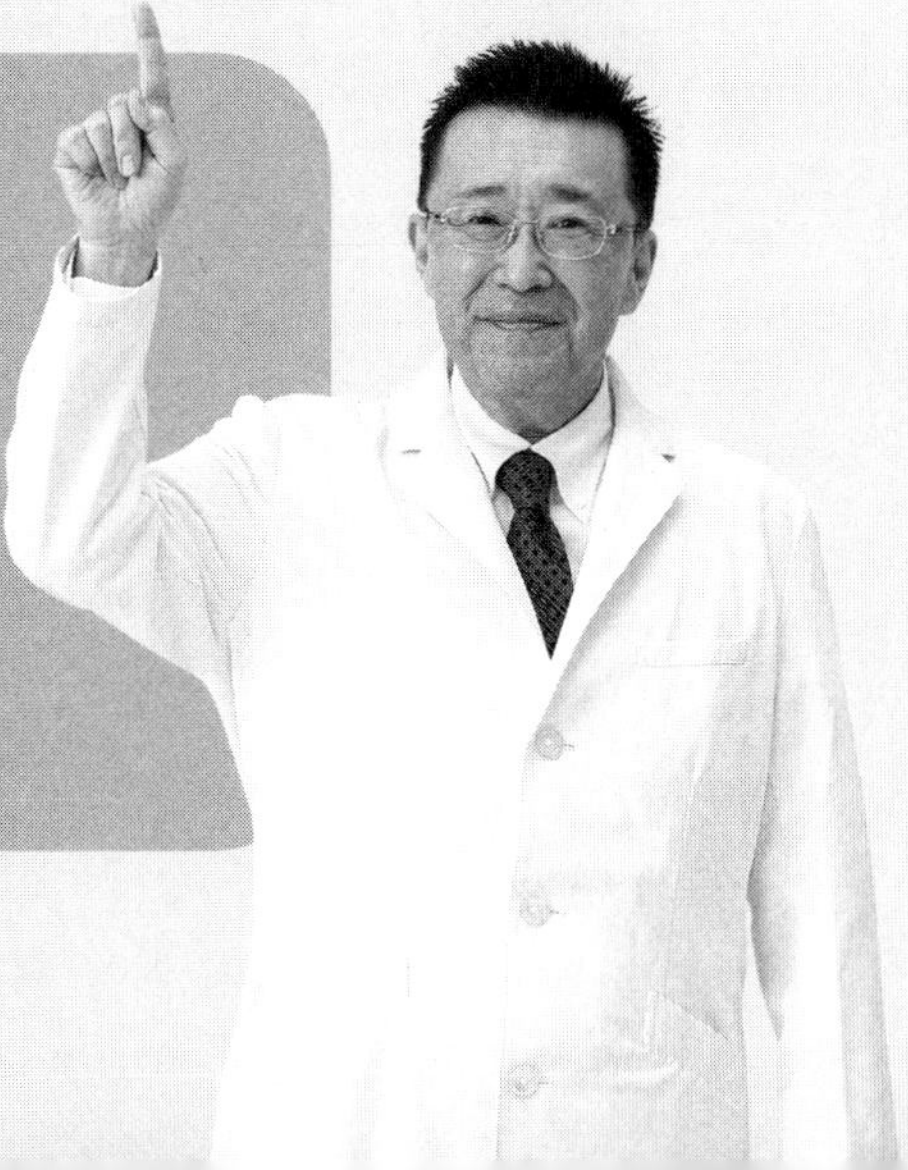

左右のバランスの差が大きい患者さんへアドバイス

左右差改善のために「ふり返る」「立って訓練」が大事。なかでも「ハーフターン」がおすすめです

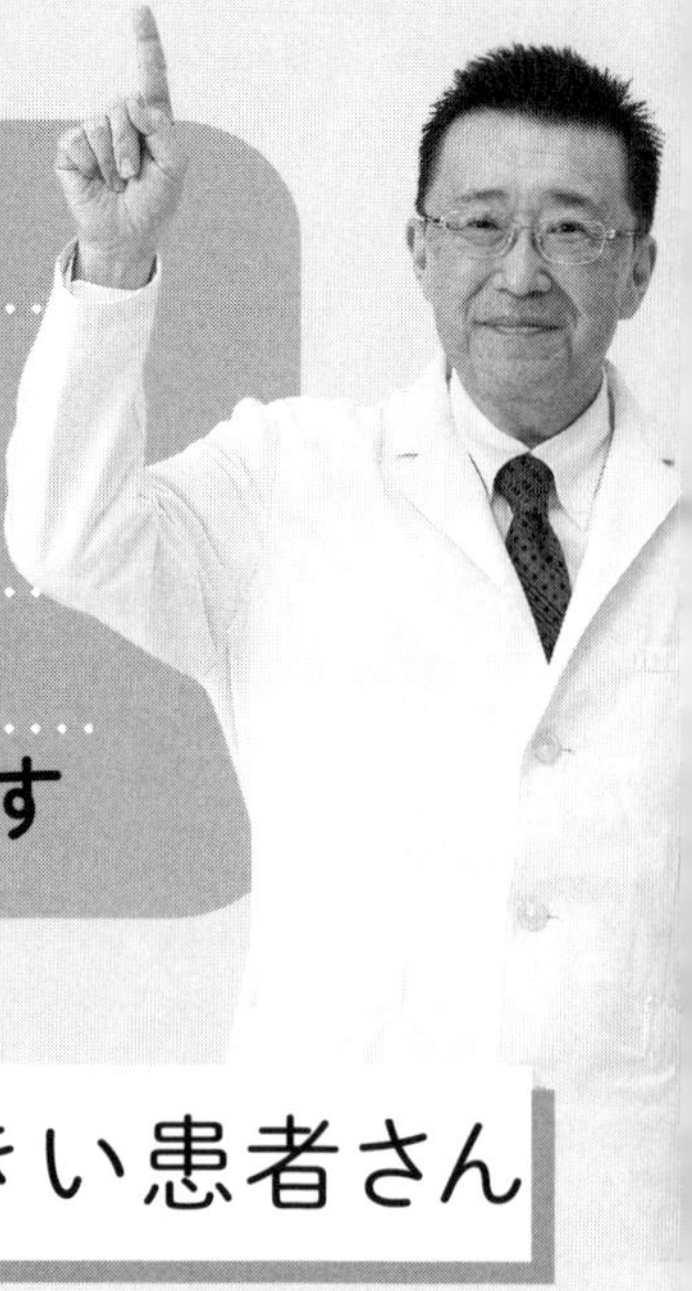

左右のバランスの差が大きい患者さん

体験記 3

新井先生とお話しすると不安が和らぎます

71歳女性

疲れたとき、目を使いすぎたとき、お店で買い物してキョロキョロしたときに、めまいがします。診断は、突発性難聴の後遺症によるめまいで、上にあるものを取るときや、頭を速くふる動作のときに困っています。10年前は、仕事も家事もできなくなっていました。めまい改善訓練、すばらしい！　これが私のルーティーンで、やらないと気持ちが悪いくらいに。目の運動になるので、終わったあとは頭がスッキリします。指で行う訓練、歩行が効果ありです。

体験記 4
訓練は負担なく続けられています
42歳女性

4年前に、体がふらつく感じが数日続き、朝起きたときにグルグル回るめまいを発症。そのあとは、仕事の繁忙期や梅雨の時期にめまいがしていましたが、数カ月前からずっとふらつきが続くようになりました。

日によってめまいの重さが違うので、毎朝、今日はどんな状態だろうと心配しないといけないのがつらかったです。新井先生の診断は、慢性ふらつき（一側前庭障害）。ふり返ると足踏みの訓練を教えていただき、クラッとすることが減ってきました。

体験記 5
前向きな新井先生に会いにきてよかった
71歳女性

めまいは36年前から。左聴神経腫《しゅ》瘍《よう》の手術のあとふらつきが残り、加齢とともに進行。半年に1回は転倒、階段を踏み外すことも。景色がゆがんだり、階段の最後の一段がゆがんで見えるのです。２０１４年から新井先生の治療を受け、病名は左聴神経腫瘍術後のふらつき、めまい。めまい改善訓練はすごく助かっています。脳外科でも褒めてもらえるのは、毎日の訓練のおかげです。速い横、ハーフターン、イスを並べて間をぬって歩く運動が効いたと思います。

良性
発作性頭位
めまい症の
患者さんへ
アドバイス

特に、耳石を元に戻す「寝て訓練」と「座位・立位ヘッドチルト」を継続しましょう。ふらつきがあるときは「ふり返る」「上下」「はてな」と「立って訓練」も加えてください

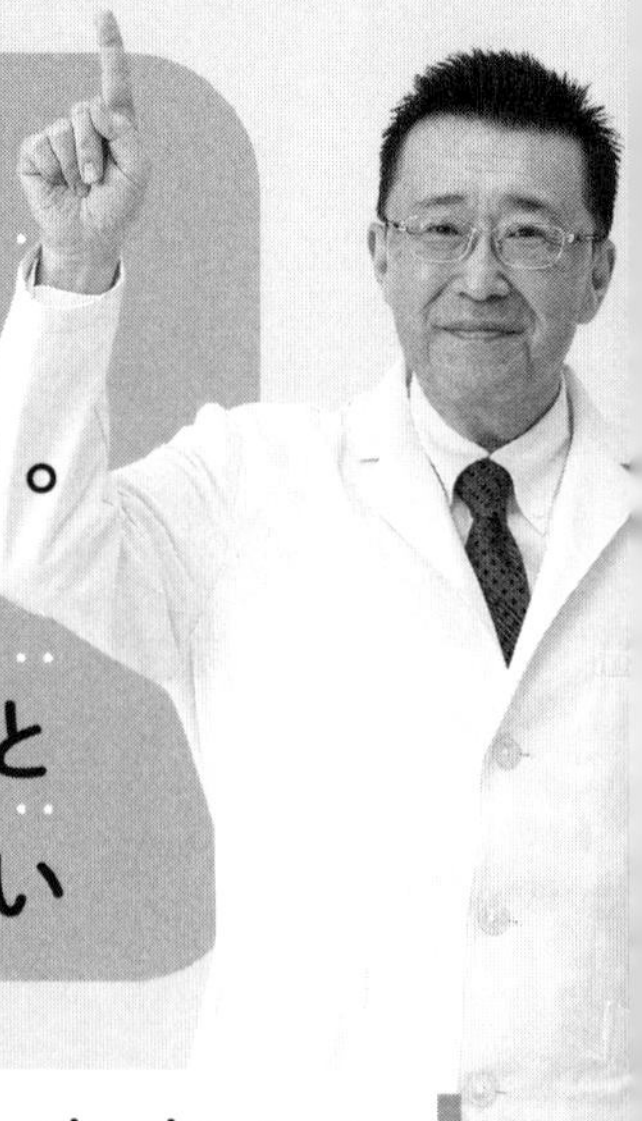

良性発作性頭位めまい症の患者さん

耳石が元に戻ろうとしているのを感じます

52歳 女性

体験記 6

1カ月前、起きてトイレに行き、立ち上がろうとしたらグァングァンと強烈なめまいで立ち上がれないほどに。それ以降、左右、下を向くとめまいの症状が出るようになりました。

食事の支度で細々と動いたあとや、スーパーでものを選んだあとなどにクラクラします。病名は、良性発作性頭位めまい症。めまい改善訓練の、ヘッドチルトとふり返るが効いている気がします。訓練のあとはクラクラしますが、耳石が動いて改善されていると思い前向きに行っています。

体験記7

めまい改善訓練前は体がガチガチでした

55歳女性

めまい歴は約15年です。美容院でシャンプーをして起き上がったときや、電車の中で景色を見ているとき、いきなりグラグラしてきます。また、掃除機をかけたり、料理しているときなど、下を向く動作がつらいです。仕事での会議など、座って人の話を長時間聞くために動けないのもつらい。でも、出かける前に訓練をすると、頭や目がはっきりして気分がよくなります。朝晩ずっと訓練してきて、かなり改善。ふり返る、足踏み、ハーフターンが効きました。

体験記8

エプレ法が一番効いたと思います

68歳女性

6年前、ひどい吐き気と、寝ていても天井がグルグルと回る状態で、ほとんどベッドに寝ていました。近くの耳鼻科に半年くらい通院しましたが改善することはなく、車の運転ができないことがつらく、高いところのものを取るときに顔を上げるとフラッとしていました。

めまい改善訓練の指導によりかなりよくなり、毎日行っています。新井先生は患者の話をよく聞いてくださり、より治療に前向きな考え方にしてくださいます。

おわりに

最後までお付き合いいただきありがとうございます。

繰り返しになりますが、クスリを飲み、安静にしているのにめまい・ふらつきの症状がよくならない方、まずは自宅でこの訓練を始めてみてください。きっとよくなりますよ。

本書で少し触れましたが、近年は新型コロナウイルスの影響で、身体活動や社会参加の機会が減少し、二次的な健康被害が懸念されています。認知機能の低下、持病の重症化や過度なストレスからくる病など、日常生活に影響を及ぼす症状も多いのです。めまいは極端に言えばストレス病です。コロナ疲れのストレスによる体調不良から、めまいを発症する人も増加しています。

本書でご紹介しためまい改善訓練は、心身ともに健康になることを目的にしていますから、めまいに悩む方も、そうでない方も、運動不足と思う方は、ぜひ取り組んでみてください。続けることで、体調の変化を感じていただけると思います。

つらいときこそ、「めまいを治す！」を合言葉に、ともに頑張っていきましょう。私は医師として、めまい経験者として、皆さんを心から応援しています！

横浜市立みなと赤十字病院　めまい・平衡神経科部長
新井基洋

新井基洋（あらい　もとひろ）
1964年、埼玉県生まれ。横浜市立みなと赤十字病院 めまい・平衡神経科部長。日本耳鼻咽喉科学会耳鼻咽喉科専門医、日本めまい平衡医学会専門会員・代議員。北里大学医学部卒業後、国立相模原病院、北里大学耳鼻咽喉科を経て現職。95年に「健常人 OKAN（視運動性後眼振＝めまい）」の研究で医学博士取得。96年、米国ニューヨークマウントサイナイ病院にて、めまいの研究を行う。北里方式をもとにオリジナルのメソッドを加えた「めまいのリハビリ」を患者に指導し、高い成果をあげている。著書に『決定版 めまい・ふらつきは目・首・足の運動で治る』（日本文芸社）、『めまいは寝てては治らない』（中外医学社）ほか多数。

カバー・本文デザイン／ohmae-d
イラスト／太田裕子、ガリマツ
モデル／木谷有里（オスカープロモーション）
撮影／木下大造
ヘアメイク／宮本盛満
DTP／東京カラーフォト・プロセス株式会社
協力／印田友紀、岩越千帆（smile editors）

全国《ぜんこく》から患者《かんじゃ》が集《あつ》まる耳鼻科医《じびかい》の
めまい・ふらつきの治《なお》し方《かた》

2021年8月3日　初版発行

著者／新井《あらい》基洋《もとひろ》

発行者／三宅 明

発行／株式会社毎日が発見
〒102-0071　東京都千代田区富士見1-6-1　富士見ビル7階
電話　03-3238-5473

発売／株式会社ＫＡＤＯＫＡＷＡ
〒102-8177　東京都千代田区富士見2-13-3
電話　0570-002-008（ナビダイヤル）

印刷・製本　凸版印刷株式会社

定価はカバーに表示してあります。

ISBN 978-4-04-000701-4　C0077